实用普通外科疾病处置与手术

SHIYONG PUTONG WAIKE JIBING

CHUZHI YU SHOUSHU

王振波 等 主编

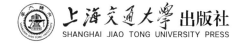

上海交通大学出版社

SHANGHAI JIAO TONG UNIVERSITY PRESS

内容提要

本书系统阐述了普通外科疾病及手术的相关内容,涵盖了普通外科常用手术操作,以及甲状腺、胃、十二指肠、肝等普通外科疾病的诊断与治疗;最后,简单介绍了普通外科疾病的中医治疗要点。本书在内容上对各种手术均按适应证、禁忌证、术前准备、麻醉与体位、手术步骤等予以详述,并配以精细的局部解剖图和手术操作图;对各种疾病均按照病因、临床表现、实验室检查、治疗等内容叙述。适合各级医院普通外科医师、相关专业人员和医学院校师生学习参考。

图书在版编目(CIP)数据

实用普通外科疾病处置与手术 / 王振波等主编. ──
上海 : 上海交通大学出版社,2022.10
ISBN 978-7-313-25679-9

Ⅰ. ①实… Ⅱ. ①王… Ⅲ. ①外科─疾病─诊疗②外
科手术 Ⅳ. ①R6

中国版本图书馆CIP数据核字(2021)第223519号

实用普通外科疾病处置与手术
SHIYONG PUTONG WAIKE JIBING CHUZHI YU SHOUSHU

主　　编:王振波 等	
出版发行:上海交通大学出版社	地　　址:上海市番禺路951号
邮政编码:200030	电　　话:021-64071208
印　　制:广东虎彩云印刷有限公司	
开　　本:710mm×1000mm 1/16	经　　销:全国新华书店
字　　数:200千字	印　　张:11.5
版　　次:2023年1月第1版	插　　页:2
书　　号:ISBN 978-7-313-25679-9	印　　次:2023年1月第1次印刷
定　　价:198.00元	

编委会

主　编

王振波　魏　闯　陆才福　刘海明

李志坚　刘　勤

副主编

田军红　郑贵祯　范　斌　陈宇滢

杜小朋　丁　科　邓仲鸣

编　委（按姓氏笔画排序）

丁　科　王振波　邓仲鸣　田军红

刘　勤　刘海明　杜小朋　李志坚

陆才福　陈宇滢　范　斌　郑贵祯

魏　闯

王振波

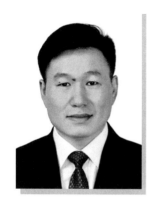

　　硕士研究生，副主任医师，毕业于青岛大学外科学专业，现任职于山东省日照市中医医院胃肠肝胆学科部，济宁医学院兼职讲师，任山东省医学会肛肠专业委员会微侵袭学组委员，日照市医学会胃肠外科委员会委员。擅长普通外科常见病、多发病的诊治，胃肠道肿瘤微创手术治疗。曾获"先进个人"等荣誉称号，发表论文《腹腔镜下阑尾残端的处理体会》《疏肝利胆颗粒对胆总管结石术后胆汁IL-6、IL-8及血清CRP的影响》《先天性广泛粘连性肠梗阻10例诊治体会》等7篇，出版著作2部。

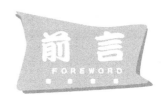

前言
FOREWORD

社会和科技的不断进步推动了医学科学的不断发展,使各学科逐渐呈现高度的专业化。普通外科作为外科系统最大的专科,其疾病涉及范围较广,主要涵盖甲状腺、乳房、胃肠、肝、胆、胰、脾等器官,手术是普通外科领域最常用的治疗手段。近年来,普通外科疾病发病率居高不下,严重影响了人民健康和生活质量,如何提高疾病诊断准确率、降低手术并发症发生率和改善疾病后遗症,是现代普通外科从业者需要重点关注的问题。因此,普通外科临床医师需要更全面、更牢固地掌握疾病相关要点,以科学、严谨的态度对待每一例普通外科疾病,以娴熟的手法去完成每一台手术。为弥补年轻的普通外科从业者经验上可能存在的不足,我们特组织具有多年临床经验的普通外科专家、学者共同编写了《实用普通外科疾病处置与手术》一书。本书反映了近年来国内外普通外科领域的新理论、新技术和新疗法,总结了现阶段普通外科疾病的诊治经验,详细阐述了临床工作中最常见的普通外科疾病及其处置和手术要点,旨在开阔临床工作者的眼界。

本书共分8章,系统阐述了普通外科疾病及手术的相关内容,涵盖了颈部,胃、十二指肠手术操作;同时,涉及甲状腺、胃、十二指肠、肝等普通外科疾病的诊断与治疗;最后,本书简单介绍了普通外科疾病的中医治疗要点。本书在内容上既有传统经典手术,又有国内外新理论、新技术的介绍。对各种手术均按适应证、禁忌证、术前准备、麻醉与体位、手术步骤等予以详述,并配以精细的局部解剖图和手术操作图;对各种疾病均按照病因、临床表现、实验室检查、治疗等内容叙述。在总结临床操作经验的同时,参考国内外最新文献,较全面地反映了普通外科诊断与手术的发展水平,具有较高的参考价值和实用价值。适合各级医院普通外科医师、相关专业人员和医学院校师生学习参考。

　　虽然全体编写人员为本书付出了辛勤的工作,但由于编写时间仓促,经验不足,全书在写作风格和内容取舍方面存在不尽完善之处,期盼广大读者指正,并在下次出版前予以勘正。

《实用普通外科疾病处置与手术》编委会

2021 年 6 月

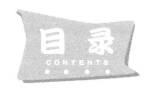

第一章　普通外科常用检查 ·· (1)

    第一节　胃镜检查 ·· (1)

    第二节　胆管镜检查 ·· (6)

    第三节　消化道 X 线检查 ·· (12)

第二章　颈部手术操作 ·· (17)

    第一节　甲状腺全切除术 ·· (17)

    第二节　颈淋巴结清扫术 ·· (19)

第三章　胃、十二指肠手术操作 ·· (31)

    第一节　胃、十二指肠溃疡穿孔修补术 ·································· (31)

    第二节　胃部分切除术 ·· (34)

第四章　甲状腺疾病 ·· (47)

    第一节　甲状腺功能亢进症 ·· (47)

    第二节　甲状腺功能减退症 ·· (72)

第五章　胃、十二指肠疾病 ·· (89)

    第一节　消化性溃疡 ·· (89)

    第二节　胃癌 ··· (100)

第六章　肝脏疾病 ··· (114)

    第一节　门静脉高压症 ··· (114)

    第二节　肝囊肿 ··· (129)

    第三节　原发性肝癌 ··· (132)

第七章　胆道疾病 ·· （147）

　第一节　胆石症 ·· （147）

　第二节　胆囊癌 ·· （164）

第八章　普通外科疾病的中医治疗 ························ （169）

　第一节　乳漏 ·· （169）

　第二节　乳痈 ·· （171）

　第三节　肛窦炎 ·· （173）

　第四节　直肠脱垂 ·· （174）

参考文献 ·· （177）

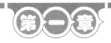

普通外科常用检查

第一节 胃镜检查

消化内镜历经 100 多年的发展,目前已成为消化专科的常规诊断工具。现今普遍应用的内镜为电子内镜。电子内镜是通过安装在内镜顶端的电荷耦合器件(CCD)将光能转变为电能,再经视频处理器处理后将图像显示在电视监视器上。

一、胃镜检查的适应证及禁忌证

(一)适应证

(1)上腹不适,疑为上消化道病变,临床又不能确诊者。

(2)急性及原因不明的慢性上消化道出血。

(3)X 线检查发现胃部病变不能明确性质者。

(4)需要随诊的病变如溃疡、萎缩性胃炎、癌前病变、术后胃等。

(5)需要通过内镜进行治疗者。

(二)禁忌证

(1)严重的心、肺、脑(冠心病、肺心病、肺气肿、脑血管供血不足)等疾病或极度衰竭不能耐受检查者。

(2)精神病或严重智力障碍不能合作者。

(3)怀疑有胃肠穿孔或腐蚀性食管炎的急性期。

(4)严重脊柱成角畸形或纵隔疾病如胸主动脉瘤等。

(5)消化道大出血,休克未能纠正者。

(6)急性咽喉炎。

二、几种常见食管及胃疾病内镜下的表现及诊断

(一)反流性食管炎

反流性食管炎是由十二指肠液、胃液反流至食管引起的食管黏膜炎症,主要表现为充血、糜烂、溃疡等,病变多以食管下段明显(图 1-1)。根据食管炎严重程度不同,有很多不同的分级方法,常用的为洛杉矶分类法,分为 4 级。

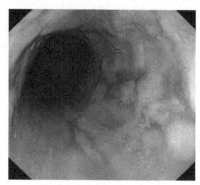

图 1-1　反流性食管炎
黏膜条状充血,中间糜烂、溃疡形成,黏膜破损间无相互融合

A 级:局限黏膜皱襞上,黏膜破损长度≤5 mm。

B 级:局限黏膜皱襞上,至少有一条黏膜破损长度>5 mm,但两条黏膜破损间无相互融合。

C 级:两条或两条以上的黏膜破损存在相互融合现象,但非全周性。

D 级:融合为全周性的黏膜破损。

(二)Barrett 食管(Barrett's esophagus,BE)

Barrett 食管是指食管下端鳞状上皮被柱状上皮替代,内镜下表现为胃食管结合处的近端出现橘红色柱状上皮,即鳞、柱状上皮交界处在齿状线的上方。按照化生的柱状上皮的长度可分为长段 BE 和短段 BE。长段 BE 指化生的柱状上皮累及食管全周且长度≥3 cm,短段 BE 指化生的柱状上皮未累及食管全周或累及全周但长度<3 cm。按照内镜下形态分类:分为全周型、舌型和岛状。

(三)食管癌

1.早期食管癌内镜下表现及分型

(1)糜烂型:最常见,占早期食管癌的半数以上,局部充血,黏膜失去正常光

泽,病变周围边界清楚。糜烂区呈粗颗粒状,黏膜皱缩或伴有单发或多发性小结节。

(2)斑块型:多呈局灶性、灰白色,稍高出黏膜平面。表面粗糙或糜烂,有时并发微小癌性结节或似沙粒样小颗粒。

(3)小结节型:表现为孤立或多发性小结节,表面易碎裂出血。有时呈息肉状,周围绕以正常黏膜。此种单发或多发结节,偶可离开主灶形成卫星病灶,可能构成早期癌的多点来源。

(4)粗糙型:食管部分黏膜粗糙,进而增厚、不规则,失去正常外观。

(5)隐匿型:有少数病例,食管黏膜无明显形态改变。

2.中晚期食管癌

肿瘤似蕈状、肉芽状、菜花状、桑葚状或息肉状。颜色为淡红、暗红或灰白色不等,瘤体表面常有深浅不等的溃疡,被覆坏死组织,质脆,易出血。主要向腔内生长的癌肉瘤,可见癌蒂与管壁相连。癌至晚期或为缩窄型者则显示高度狭窄,其上方食管明显扩张,镜管难以通过(图 1-2)。

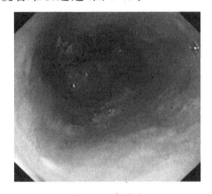

图 1-2　食管癌

食管中下段前壁见一不规则隆起,表面结节样,中间溃疡形成,占据管腔约1/3,管腔狭窄

(四)慢性胃炎

1.慢性胃炎分类

慢性浅表性胃炎和慢性萎缩性胃炎。

2.慢性浅表性胃炎内镜下表现

胃黏膜充血、水肿,呈花斑状红白相间的改变,以红为主,可有局限性糜烂和出血点(图 1-3)。部分表现为黏膜出现多个疣状、丘疹样隆起,直径 5～10 mm,顶端可见黏膜缺损或脐样凹陷,病变多位于胃窦胃体,以大弯侧多见。

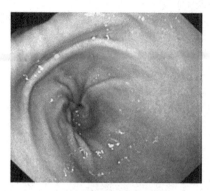

图 1-3　慢性浅表性胃炎

黏膜充血水肿,呈花斑状红白相间的改变,以红为主

3.慢性萎缩性胃炎内镜下表现

胃黏膜失去正常的橘红色,可呈淡红色、灰色等,以白为主,重度萎缩呈灰白色,黏膜变薄,皱襞变细、平坦,黏膜下血管透见,如树枝状或网状;伴有异型增生性改变,黏膜可呈颗粒状、结节状(图 1-4)。

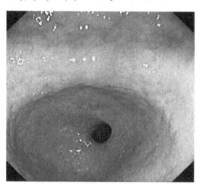

图 1-4　慢性萎缩性胃炎

胃窦黏膜呈结节样,红白相间,局部以白为主,血管网透见

(五)胃溃疡

内镜征象是溃疡呈圆形或椭圆形,边缘锐利,基底光滑,为坏死组织覆盖,呈灰白色或黄白色,有时呈褐色;周围黏膜充血水肿,略隆起;胃皱襞放射至溃疡壁龛边缘(图 1-5)。胃溃疡为慢性溃疡,在不同时期内镜下表现不同,可分为活动期、愈合期、瘢痕期。

(六)十二指肠球部溃疡

好发于十二指肠球部前壁,内镜征象是溃疡呈圆形或椭圆形,边缘锐利,苔白色或黄白色,有时呈褐色;周围黏膜充血水肿,略隆起;可有假性憩室形成;见图 1-6。

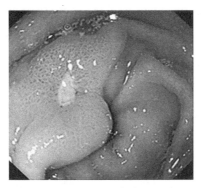

图 1-5 胃溃疡

胃窦前壁见一椭圆形溃疡,表覆白苔,边缘规整,黏膜向溃疡处聚集,周围黏膜充血水肿

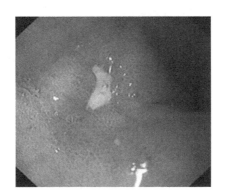

图 1-6 十二指肠球部溃疡

前壁见一溃疡,表覆白苔,边缘锐利,周围黏膜稍高起,周围黏膜充血水肿

(七)胃癌

1.早期胃癌

早期胃癌是指癌浸润未超过黏膜下层者,而不论有无淋巴结转移。早期胃癌内镜下可分以下各型。

(1)Ⅰ型(息肉样型):病变隆起呈小息肉状,基宽无蒂,常＞2 cm,约占早期胃癌的 15%。

(2)Ⅱ型(浅表型):分 3 个亚型,合起来占 75%。①Ⅱa 型(隆起浅表型):病变稍高出黏膜面,高度不超过 0.5 cm,面积小,表面平整。②Ⅱb 型(平坦浅表型):病变与黏膜等平,但表面粗糙呈细颗粒状。③Ⅱc 型(浅表凹陷型):最常见,浅凹病变底面粗糙不平,可见聚合黏膜皱襞的中断或融合。

（3）Ⅲ型（溃疡型）：约占早期胃癌的10%，黏膜溃烂比Ⅱc者深，但不超过黏膜下层，周围聚合，皱襞有中断，融合或变形成杵状。

2.进展型胃癌

肿瘤表现为凹凸不平、表面污秽的肿块，常见渗血及溃烂；或表现为不规则较大溃疡，其底部为秽苔所覆盖，可见渗血，溃疡边缘常呈结节状隆起，无聚合皱襞，病变处无蠕动，见图1-7。

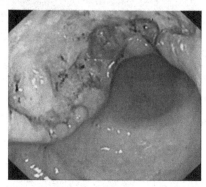

图 1-7　进展期胃癌

胃体窦交界小弯侧见一巨大溃疡，表面覆污秽苔，边缘结节样，不规则

第二节　胆管镜检查

一、应用胆管镜的适应证

胆管镜可以在手术中、手术后和非手术病例中使用。手术中胆管镜检查有助于对胆管疾病的诊断和治疗，但不能因为要用胆管镜检查而不遵循胆总管切开探查的指征。手术后胆管镜主要用于留置有 T 形和（或）U 形管的病例，对胆管术后残余结石的治疗有重要的意义，非手术病例可以用经口胆管镜（子母镜）或经皮经肝胆管镜。

（一）术中胆管镜的适应证

（1）根据术前的临床表现、手术探查或术中胆管造影需行切开胆总管的病例。

（2）胆管结石经手术取除，但不能确定是否取净或需用胆管镜取石的病例。

(3)胆管有梗阻或狭窄,但病因不明,须取活体组织作病理检查的病例。

(4)胆管有变异或需行选择性胆管造影的病例。

(二)术后胆管镜(POC)的适应证

(1)手术中有未取尽的结石,或术后 T 形管造影显示胆管内有残余结石需进行治疗者。

(2)术后 T 形管造影显示胆管内有异常影像,如蛔虫、异物或血凝块等,需进一步诊断和治疗者。

(3)术后 T 形管造影显示胆管内有狭窄或梗阻,需进一步明确病因和治疗者。

(4)术后胆管出血,需明确病因和部位者。

(5)术中或术后证明括约肌有狭窄而需行切开者。

二、应用胆管镜的禁忌证

胆管镜的检查与治疗无绝对禁忌证,有明显出血倾向或出凝血时间异常者应先行治疗,纠正后再做胆管镜检查和治疗,有严重心功能衰竭者应慎用。对胆管以外原因所致高热,应暂缓检查。

三、胆管镜的并发症及防治

胆管镜在胆管外科的应用中发生并发症者较少。

(一)术中胆管镜的并发症及防治

术中使用胆管镜不会增加伤口的感染率。少数病例可以发生一过性胰腺炎、轻度胆管炎和黄疸,经保守治疗多可治愈。在使用时操作轻柔,尽可能不通过括约肌,以减少或防止上述并发症的发生。

(二)术后胆管镜的并发症及防治

1.T 形管瘘管穿孔

多数是由于没有见到瘘孔便盲目进镜,操作不够轻柔所致。检查时间过早,窦道壁过薄,也是引起穿孔的原因。因此,强调术后 6 周后方能行胆管镜取石,以保证窦道壁较牢固。一旦发生穿孔,应立即停止取石,并设法放好 T 形管,术后给予抗感染治疗,一般多能治愈。治愈后再行取石。

2.膈下或肝下积液

可能是 T 形管瘘管小穿孔的后果,术后行抗感染治疗,必要时行引流术。

3.胆管出血

多为结石压迫胆管形成溃疡出血,一般出血量小,可以自行停止。术前已有凝血机制异常者,应先行治疗,以防止出血。

4.术后发热

术后发热是胆管炎的表现,有胆管炎者术前要先治疗,术中操作轻柔,尽可能先取出造成胆管梗阻的结石,术后开放 T 形管引流,一般都可迅速缓解。

5.取石网断裂在胆管内

取石网断裂在胆管内是少见的并发症,若术前仔细检查,术中使用适当,多可防止,一旦发生可用取石钳或从取石网拉出。

6.导管脱出

导管脱出是较常见的并发症,导管脱出后瘘管常在短时间内自行愈合,一旦发生应立即重新置管,可以先放入一细导管,以后再逐步扩张。放入困难者可先用胆管镜观察瘘孔情况,若已闭合则不宜用暴力插管,以免损伤周围脏器。脱出超过 24 小时,T 形管瘘管多已闭合,不要勉强插管。

7.十二指肠穿孔

十二指肠常是 T 形管瘘管壁的一部分,放 T 形管时用力过猛或重新置入的导管比原 T 形管粗糙是造成穿孔的原因。若拟扩张瘘管应先用前列腺导管,其前端较细,较易进入。一旦穿孔,可用胆管镜观察穿孔情况,找到原瘘管后放一导丝,再将导管套在导丝上插入。如果实在不能放入可以停止放管,加强局部引流和全身治疗,十二指肠小穿孔一般可以自行愈合。

8.其他

(1)腹泻,多因纤维胆管镜检查时,灌注 0.9% 氯化钠注射液过多所致(超过3 000 mL)。

(2)还可能引起急性胰腺炎和迷走神经反射性休克,均少见。

四、胆管镜检查的术前准备、操作方法

(一)术前准备

1.患者的准备

在手术中放一合适的 T 形管,使形成粗、直、短的瘘管。术后 6 周 T 形管的周围形成坚固的瘘管,便可开始胆管镜检查与治疗。若胆管发生梗阻,有黄疸和发热的患者可在术后第 3 周进行胆管镜检查。T 形管周围有感染或脓腔者应先行治疗或引流,好转后再行胆管镜检查。有心肺并发症者应先行治疗,基本控制病情后再做检查。T形管瘘管过细或扭曲者应先行换管扩张,能通过18F号才可开始胆管镜检查。术中行胆管镜检查的患者无须特殊准备。

2.胆管镜的准备

使用之前应先检查胆管镜和附件,以防断裂后损伤胆管和断裂物残留在胆管内。胆管镜和附件都要消毒,无论是硬性胆管镜还是纤维胆管镜都不要用蒸煮的方法消毒。常用的消毒方法有两种,一种是用0.1%新洁尔灭溶液浸泡;另一种是用甲醛(福尔马林)溶液汽薰。

(二)操作技术

1.术中胆管镜

在手术中可用硬性胆管镜和纤维胆管镜。但由于纤维胆管镜在胆管内的部分短,不易控制方向,加上胆管切口不严密,灌入的液体容易漏出,常因此而观察不满意。一般认为术中使用硬性胆管镜更为方便。

操作时,术者站在患者的左侧。胆总管的切口以 0.6～1 cm 为宜,可放入硬性胆管镜而不致漏水。若为常规的切口,在切口两侧各缝一保留牵引线,二线相互交叉牵引可关闭胆管切口以防漏水。胆管镜放入胆管后先放水冲洗胆管内的血凝块、碎石屑以及炎性絮状物、使视野清晰明亮。胆管镜先放入头侧的肝胆管,首先看到的是左右肝胆管开口和两者相汇合的第一隆突;有时可见到 3 个或 4 个开口,与左肝胆管相汇合的是右肝胆管或右叶后支胆管。再深入可达二级肝胆管。如肝胆管扩张,胆管镜可深入到三级或更小的胆管。正常的胆管壁呈粉红色,表面平滑,可见到微细的血管。有炎症时可见到充血、糜烂、溃疡和出血,胆结石的颜色与其成分有关,胆固醇结石呈白色或黄白色,胆色素钙混合结石呈黑色、褐色或黄褐色。硬性胆管镜在取石时需装上附加管道,通过此管道引入取石网,若结石过多,过大,取出困难时不一定要在术中全部取净,可在术后继续取石。胆管肿瘤可表现为胆管突然中断,断面不平整;也可能有乳头状肿物突出管腔,表面不平整,质地硬脆,触之易出血;硬化性胆管癌则仅有管腔狭窄,管壁僵硬,表面粗糙不平。胆管良性肿瘤较少见,多为息肉样,有时难与炎性息肉区别。遇到肿瘤应当取活体组织进行病理检查。胆管内的活蛔虫为白色,可见其活动,可用取石钳夹住拉出;死蛔虫为暗绿色,易于碎裂,可用取石网拉出。在检查和治疗肝内胆管的病变后,将胆管镜转向胆总管末端,除按上述方法检查和治疗所存在的病变外,还应仔细观察括约肌的舒张与收缩功能。正常的壶腹部开口为星形、鱼口状或三角形,胆管充液后可见其舒张及收缩活动,若括约肌肉松弛,胆管镜可进入十二指肠,看到十二指肠黏膜。如果括约肌长期无舒缩活动,对压力改变无反应或用导管触之有硬韧感,可能有括约肌狭窄。胆管若有明显扩张,应参考胆管造影判断是先天异常还是继发改变。胆囊管的开口或其内残留小结石的发现以纤维胆管镜观察较为方便。

无论胆管镜检查有无异常发现,均应放置>18F 的 T 形管,以便术后再进一步检查和治疗。T 形管应放在胆总管十二指肠上段的中部,其垂直臂应与胆总管垂直,自 Murphy 点下方引出体外。放的位置过高或过低均不利于术后胆管镜检查。

2.术后胆管镜

在做胆管镜检查之前先做 T 形管胆管造影,观察胆管残余结石的部位、大小和数目。检查前应先拔除 T 形管,常规消毒皮肤,铺手术单,术者穿手术衣,戴无菌橡皮手套。术者站在患者的右侧,接通光源与水源后再次检查胆管镜和附件。术者左手持胆管镜的硬性部分,左手拇指调节控制柄,右手轻柔地将胆管镜的前端插入 T 形管瘘管开口,开大水流(500 mL 0.9%氯化钠注射液中加入庆大霉素 8 万 U),冲净瘘管内的血性分泌物,清晰看到瘘孔时,将镜的可弯部分逐渐推入胆管。不可盲目或粗暴进镜,以防穿破 T 形管瘘管。进入胆管后观察的内容和顺序与术中胆管镜相同。当胆管镜前端顶住胆管壁时会出现一片红色,此时应适当地后退镜子,放水冲洗,看到胆管腔后再向前进镜。为了寻找胆管分支的开口,应多向侧壁观察,以便发现堵塞胆管开口的结石,看到结石后,先固定胆管镜的位置,关闭水源,自器械孔插入取石网导管,当取石网导管超过结石后则可张网套石,取石网在结石的部位反复开关,若胆管较直,可见到结石进入网内,胆管弯曲时则只凭感觉判断是否套住结石,取石网不能完全拉回是套住结石的表现,此时将胆管镜和取石网一并拉出,取石的顺序:可先取肝内的结石,结束前清理胆总管内的结石。若有结石嵌顿在胆总管的末端,则应先取嵌顿的结石,以利引流。每次取石结束后应放一短臂 T 形管在胆总管内,注意告诫患者保护好胆管引流管,切勿使引流管脱落;万一脱出,应尽快重新放置。术后常规开放引流管 24~48 小时,如有发热,可适当延长开放时间,直到体温正常为止。第 2 次取石间隔时间 7~10 天,炎症明显或瘘管损伤较重者宜 2 周后再进行。

五、胆管镜在外科疾病诊断中的作用

(一)正常胆管内镜表现

正常胆管黏膜直视下呈白色,淡黄色或红黄色,胆总管下段黏膜变成淡红色,黏膜光滑;血管网稀疏;胆管内胆汁清亮透明,内无沉渣或絮状物。胆管分支

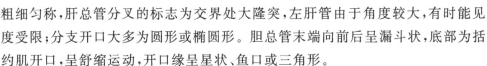

粗细匀称,肝总管分叉的标志为交界处大隆突,左肝管由于角度较大,有时能见度受限;分支开口大多为圆形或椭圆形。胆总管末端向前后呈漏斗状,底部为括约肌开口,呈舒缩运动,开口缘呈星状、鱼口或三角形。

(二)常见胆管疾病的内镜诊断

1.胆管炎

黏膜充血水肿,血管网增多,肉芽组织形成,结石处黏膜有溃疡,管腔中常有脓性纤维蛋白渗出物黏附于管壁或小胆管开口,即可见"飘带"浮动。检查中反复胆管镜镜身摩擦,可引起局部充血水肿加重,易致渗血。

2.胆石

胆管镜能真实看到胆石的颜色、形状、大小及与胆管相对关系。原发性胆管结石为黑色或棕红色,常为多枚结石依次排列或嵌顿于胆总管或肝管中,有时结石集中在一支开口极度狭窄甚至状如针尖的胆管中,经验不足时易漏诊。但若仔细观察,狭窄开口处可见一黑点或狭窄开口附近常有脓性絮状物,呈"飘带"状,此时沿絮状物追根寻源,定能找到狭窄的胆管开口。试探插入取石网,可见胆砂或脓性胆汁流出。反复扩张狭窄开口,更能清楚地看到结石,有人认为"在肝胆管内有絮状物必有结石",继发性胆管结石常为乳黄色,多位于胆总管下端,有时嵌顿于肝胰壶腹,胆管下端括约肌收缩时结石可被遮盖,易漏诊。对于不能远视十二指肠肠腔或胆管镜不能进入十二指肠时可采用取石网试探,以了解胆管下端通畅情况,以防漏诊。

3.蛔虫或异物

蛔虫残尸呈黑色或暗绿色扁平条索状,有时表面散布黄色或棕色小颗粒,易断裂,常漂浮于胆管中。新鲜蛔虫残体呈乳白色圆筒状,头尾变细;活蛔虫为白色圆筒状,镜下可见摆动;异物中最常见的是细丝头,有时可见肠液反流的食物残渣。

4.肿瘤

胆管肿瘤少数表现为隆起突出于管腔中,质硬,表面有溃烂,或局部管壁僵硬。一般隆起突出不明显,表面为胆管突然中断,局部管壁僵硬,黏膜表面粗糙或糜烂,触之易出血。胆管肿瘤大多表现为局部管壁狭窄。

5.肝胰壶腹部狭窄

正常时肝胰壶腹部是柔软的,可退让,在灌洗液的压力下可张开。括约肌开口在正常时可见有典型动态的收缩与开放。狭窄的括约肌表现为一个易扩张的柔软的胆总管末端的环状开口或针孔大小开口。但这种表现不能作为诊断依据,因为括约肌痉挛也常表现如此。肯定性诊断依据必须依据放射学发现或经胆管测压结果及组织学检查判定。

第三节　消化道 X 线检查

消化道包括口腔、咽、食管、胃、小肠和大肠。消化道是一个宽窄不一的肌性软组织管道,其位于胸腹腔之中,由于密度与周围组织相似而缺乏良好的自然对比,故必须借助钡餐造影检查以观察形态及功能变化等进行诊断。

一、正常 X 线表现

(一)食管

食管充盈相表现为轮廓光滑整齐,管壁柔软,在食管入口部及横膈食管裂孔部各有一生理性狭窄区。在主动脉弓,左主支气管及左心房处则形成 3 个生理压迹。至横膈上方处食管稍扩大,称膈壶腹。食管黏膜相可见细而光滑、互相平行、纵行走向连续之黏膜皱襞。食管双重对比造影可见整个食管轮廓清晰,管壁光滑,黏膜皱襞呈细纹状线条。

(二)胃

1.胃的 X 线解剖分区

胃入口叫贲门,出口称幽门。贲门平面以上为胃底。胃底在左膈下,立位胃内气体聚于胃底称胃泡。胃右上缘为小弯,外下缘为大弯,小弯拐角处即角切迹,简称胃角。由胃角向大弯最低连线,此线与贲门平面之间的区域为胃体,立位胃体近似胃垂直部。胃体以下为胃窦,立位胃窦近似胃水平部。临床上所谓贲门区是指以贲门为中心,半径约 2.5 cm 的区域;所谓幽门前区是指幽门近端 2～3 cm 的一段胃窦区域。

2.胃型和张力

胃的形态为弯曲囊状,因各人的体型和肌张力不同,钡餐后立位观察时可分为四型:高张型(牛角型)、中间型(鱼钩型)、低张型(无力型)和瀑布型。

胃型是人为划分的,如同人的高矮胖瘦,没有截然分界线,也非固定不变。例如,儿童期是牛角型胃,成年后可呈鱼钩型,到老年可能是无力型。在一定的

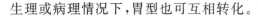

生理或病理情况下,胃型也可互相转化。

3.胃黏膜皱襞或黏膜纹

胃黏膜皱襞的形状及粗细,随蠕动和黏膜肌层的收缩及黏膜下层的血管充盈情况而有变化,黏膜皱襞有纵行、斜行及横行三种。胃体黏膜皱襞常表现为与胃体平行的数条纵行皱襞,靠近胃小弯侧光滑,靠近大弯的皱襞渐弯曲为斜行或横行,显示大弯轮廓为锯齿状。胃窦黏膜皱襞是胃体皱襞的延续,常保持与小弯平行,与胃窦长轴一致,也可变为斜行或与长轴垂直。胃窦收缩状态时皱襞呈纵行(与长轴一致),舒张状态时多呈斜行或横行。胃底部黏膜皱襞和大弯相似。正常胃窦黏膜皱襞宽度一般不超过 0.5 cm,胃体大弯锯齿状边缘处皱襞较粗,可宽达 1 cm。在胃双对比造影片上,上述的胃黏膜皱襞展平而显示胃微皱襞,为胃小沟和胃小区。胃小沟表现为纤细的、致密的网状影,其宽度<1 mm;胃小沟画出来的透光区即胃小区,其直径不>3 mm,可呈圆形、类圆形或不规则形等。大小近似,胃窦部易于显示。

4.胃轮廓、柔软度及移动度

正常胃充盈后轮廓光滑,仅胃底及大弯缘可呈锯齿状。胃壁柔软,挤压可变形,并有一定的移动度,胃底及幽门部移动度较小。

5.胃蠕动及动力

服钡剂后一般1～2分钟即出现蠕动。蠕动由胃体上部开始,由浅渐深,向幽门方向推进,胃窦呈向心性收缩将钡剂排入十二指肠。胃蠕动表现为环形收缩,相对的大弯、小弯出现凹入,向前推进,同一时间全胃可见 2、3 个蠕动波。

动力指排出的快慢,它和蠕动的强弱、张力的高低及幽门状态等有密切关系。一般钡餐后1～5分钟胃开始排出,1～2 小时可排空,如果 6 小时仍有钡剂存留胃内,即为排空延迟,是器质性或功能性病变所致。

(三)十二指肠

可分为球部、降部、横部及升部,球部与降部间的弯曲称上曲,降部、横部间的弯曲称下曲。十二指肠行程弯曲如半环状(C 形),环内系胰腺头部,其远端接空肠处称十二指肠空肠曲。

X 线表现:球部充盈呈三角形或卵圆形,轮廓光滑。钡剂少时可见条纹状黏膜皱襞伸向尖端(上曲)。降部以下为环状皱襞,横纵交错表现为羽毛状。球部钡剂可短期停留,球部蠕动常表现为整体收缩将钡剂排出。降部以下表现为波浪式推进的蠕动波,钡剂通过较快不易停留,有时可出现逆蠕动。

低张十二指肠造影片上,管径明显增宽。上述之羽毛状皱襞消失,显示为环状皱襞或呈龟背状外观。十二指肠乳头多位于降部中段内缘处,呈圆形或椭圆形透光区,直径一般不超过 1.5 cm。

(四)空肠及回肠

小肠可分为 6 组,第一组为十二指肠;第二、三组为空肠;第四、五、六组为回肠。空、回肠逐渐移行,其间无明显分界,全长 6～7 m,迂回盘曲在腹腔内,肠腔宽 1～3 cm。空肠主要位于左上中腹部,回肠多位于右腹及盆腔。回肠末段自盆腔向上至回盲瓣连接大肠。

空肠的形态、皱襞及蠕动和十二指肠降部相似,肠腔较回肠稍宽,有深而密的环状皱襞,钡剂充盈时呈羽毛状,钡剂少时则表现为雪花状。空肠蠕动较强,多呈推进性蠕动,通过很快。回肠环状皱襞渐浅疏,钡充盈时多呈带状或节段状,边缘光滑,回肠黏膜皱襞较细而不明显,呈细羽毛状或平行纹理,至回肠末端常为纵行排列。蠕动较弱,钡剂停留时间较长。

正常钡餐后 1 小时内显示空肠,3 小时钡剂大部在回肠,钡头可达回盲部,如果 6 小时尚未到达回盲部则为小肠动力缓慢。正常小肠钡剂全部排空时间一般不超过 8 小时。在透视下推压小肠,可见该段肠管随之移动,如移动度受限或固定不动,则为肠粘连征象。

(五)大肠

大肠包括盲肠、结肠和直肠。盲肠为回盲瓣入口下方的盲囊,阑尾位于内下侧。结肠分升、横、降、乙状结肠,肝曲和脾曲。肝曲一般较脾曲位置低。盲肠和结肠有结肠袋,钡剂充盈后多数呈半圆形膨出袋囊,结肠袋以升、横结肠较显著,降结肠以下逐渐不明显。直肠没有袋形,边缘光滑,其中间最宽处称壶腹部。

结肠在肝曲及脾曲两处固定于后腹壁,直肠也是固定部分。横结肠和乙状结肠的位置及长度变化较大,其余各段则较固定。直肠居中线位置,直肠后缘与骶骨前缘之间距离不超过 0.5 cm。大肠的长度和宽度,随肠管的张力、充盈状况的不同而有异。

结肠黏膜皱襞表现为横、纵、斜 3 种,三者互相交错形成规律的条纹。升、横结肠黏膜皱襞较密,以横行皱襞为主,降结肠以下黏膜皱襞较稀,以纵行皱襞为主。黏膜皱襞的形态随结肠的运动而有改变,收缩时其黏膜皱襞为花瓣状。

结肠的蠕动,钡餐不易看到,在钡灌肠时偶尔可见结肠的强烈收缩,由升结肠某段开始迅速收缩,结肠袋随之消失呈细条状,钡剂被推向横、降或乙状结肠,称总体运动。蠕动过后肠管舒张,结肠袋又恢复。钡餐后通常 6 小时内钡剂到达升结肠、肝曲,12 小时到降结肠,1～2 日钡剂排空。

二、消化道病变的 X 线表现

消化道管壁有相同的解剖结构,即由黏膜、黏膜下层、肌层及浆膜构成;食管无外面的浆膜,由纤维层所覆盖。消化道不同部位病变的病理基础类似,特别是消化道肿瘤,有相同的病理类型,即溃疡型、浸润型、混合型及蕈伞型。

(一)功能性改变

功能性改变主要是指发生于消化道某段张力、动力、蠕动和分泌的异常变化。张力增高可导致管腔狭窄、变小,张力减低则使管腔扩大。动力是胃肠道输送食物的能力,动力减低表现为排空延缓,动力增强则表现为排空过速。胃肠道蠕动增强表现为蠕动波加深、加快,蠕动减弱表现为蠕动波变少而浅,运动缓慢。分泌增加造成胃肠道空腹潴留液增加造影剂涂布不良,功能性病变可单独存在,但往往是器质性病变所致。

(二)炎症病变

炎性病变的范围一般较广泛,病变处与正常段的移行处是逐渐的,黏膜可正常,亦可因水肿使黏膜增粗模糊。慢性期黏膜可显示增粗,甚至呈炎性息肉状。晚期萎缩时,黏膜皱襞可变细。管腔大小一般无改变,但在急性期有痉挛时,可局限变窄;至慢性期大量纤维组织增生时,则可呈器质性狭窄,此狭窄段光滑、整齐。管壁的情况,视纤维组织的多少而定,少则管壁柔软,多则管壁变硬。功能征象急性期时,常有激惹征;而慢性期出现管壁僵硬。管腔狭窄时,则运动功能明显减弱,排空减缓。如炎症向外扩散,可引起粘连或炎性肿块。

(三)溃疡性病变

溃疡病变的直接征象为龛影。一般单发,也可多发。多发性溃疡一般较表浅。单发一般较深,甚至可穿透,形成穿透性溃疡。重者可形成穿孔。慢性溃疡可致黏膜皱襞集中,龛口附近有黏膜水肿是为月晕征。龛影正面为钡斑影,侧面像为轮廓腔外的乳头状影或尖顶状、锥状、刺状影等。如为多发的小溃疡,其侧位像示边缘呈锯齿状外观;而正面像(双对比)则为靶征。可伴有功能征象,如痉挛切迹等,慢性期狭窄时可致梗阻性病变。

(四)肿瘤性病变

其范围较局限,病变与正常的移行段分界截然。良性肿瘤对黏膜的改变视其大小而定,小者改变不大,大者可使黏膜展平或推开。恶性肿瘤引起黏膜皱襞破坏中断,早期则表现为局部增粗不平整。增生性病变引起充盈缺损,视缺损的轮廓光滑与否,边缘是否整齐,缺损内有无钡剂充填,管壁是否僵直等,据此以判断其良恶性。如胃管壁僵直、蠕动消失,是为革囊胃,若侵及周围组织,可触有包块,且该部位固定。包块较大伴狭窄时,则会引起不全性或完全性梗阻。

(五)穿孔性病变

各种病变浸透消化管壁全层穿向管壁外的 X 线病理改变。穿向腹腔表现为立位时膈下游离气体;慢性穿孔向邻近管外形成局限性与管腔相通的腔外囊腔,立位服用钡剂观察到腔外囊内有气液钡 3 层征象;穿向邻近其他消化道或泌尿生殖道而形成内瘘管。

(六)先天性病变

如先天性食管闭锁、十二指肠的先天性梗阻、小肠重叠畸形等。

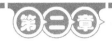

颈部手术操作

第一节 甲状腺全切除术

甲状腺全切除术,指一侧甲状腺全部切除,并非将两叶甲状腺全部切除。往往保留对侧全部或部分甲状腺组织,维持所需的生理功能。

一、适应证

(1)限于一侧叶的多发性甲状腺腺瘤。

(2)占据一侧叶的巨大腺瘤或囊肿,使正常甲状腺组织结构不复存在。

(3)较小孤立性结节,经病理证实为原位癌。

二、术前准备

(1)甲状腺功能亢进患者,必须在内科抗甲状腺药物治疗,基础代谢率降至正常或接近正常(+15%以下),脉率在90次/分以下后,停服抗甲状腺药物,改服复方碘剂2周左右,使甲状腺明显缩小、变硬,便于手术操作和减少术中出血。具体方法为口服复方碘剂(Lugol液),每天3次,第1天每次3滴,第2天每次4滴,以后逐天递增1滴,直至增到每次15滴,维持3~5天后手术。近年来,有人提倡用普萘洛尔与复方碘液作术前准备,普萘洛尔服用剂量视病情轻重而不同,为每6小时1次,每次10~40 mg。这样术前用药可缩短准备时间。镇静药物的使用:有失眠或睡眠不安时可用苯巴比妥0.1 g或地西泮5 mg,每晚1次口服。

(2)必要的术前检查如心血管功能和肝、肾功能检查,基础代谢测定,喉镜检查声带功能,X线检查气管位置及血钙、血磷测定等。

三、麻醉

颈丛麻醉或全麻。

四、手术步骤

(1)显露甲状腺后(图 2-1),分离切断甲状腺悬韧带,处理甲状腺上极血管。切断悬韧带是喉返神经最容易损伤的步骤,由于喉返神经在悬韧带内或后面经过,喉返神经与悬韧带的关系密切,且悬韧带内有小血管经过,切断时要结扎血管否则易造成出血,该处出血盲目钳夹最易损伤喉返神经;该处用电刀,也可能造成喉返神经的电损伤。继而结扎、切断甲状腺中、下静脉。处理甲状腺下动脉,在靠近颈动脉内侧,将其结扎、切断,或采用囊内结扎法处理甲状腺下动脉;该处也是喉返神经容易损伤处,需要仔细分离。

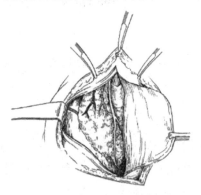

图 2-1 显露甲状腺,处理血管

(2)切除甲状腺侧叶,可由上极向下或由下极向上,也可由峡部切断处起始分离甲状腺背面。这时应仔细辨认喉返神经和甲状旁腺,注意保护,勿使其损伤(图 2-2)。

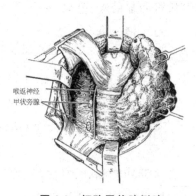

喉返神经
甲状旁腺

图 2-2 切除甲状腺侧叶

（3）切断甲状腺峡部：于气管前用弯止血钳钝性分离甲状腺峡部，并将其切断（图 2-3）。

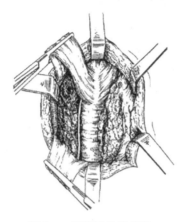

图 2-3 切断甲状腺峡部

（4）止血、缝合彻底止血后，放置引流，逐层缝合，关闭切口。

第二节 颈淋巴结清扫术

甲状腺根治性切除是对甲状腺恶性肿瘤患者施行患侧甲状腺（包括甲状腺峡部及对侧甲状腺大部）及颈部区域淋巴结的广泛切除术。手术范围除甲状腺本身的处理外，还包括颈淋巴结清扫，按其清除范围可分为 3 类，即经典式颈淋巴结清扫术、改良式颈淋巴结清除术和中央区淋巴结清扫术，分别介绍如下。

一、经典式颈淋巴结清扫术

经典式颈淋巴结清扫术也称为根治性颈淋巴结清扫术，是在肿瘤切除的同时，完整切除颈部淋巴组织、脂肪结缔组织和肌肉、颈内静脉、胸锁乳突肌、副神经等，保留颈总动脉、颈内动脉、颈外动脉、迷走神经和喉返神经的颈淋巴结清扫术。

（一）适应证

（1）浸润型乳头状腺癌。

（2）浸润型滤泡状腺癌。

（3）髓样癌。

（二）禁忌证

（1）全身情况极差或患有其他重要系统或器官的严重疾病，难以承受较大手术者。

（2）已有远处转移者。

（3）未分化癌。

（三）麻醉

气管内插管全麻。

（四）手术步骤

1.体位

将头转向对侧以充分显露颈外侧及后外侧。

2.切口

原手术为甲状腺弧形探查切口，手术中证实为甲状腺癌的情况多见，多采用"L"形切口进行颈淋巴结清扫术，这时沿胸锁乳突肌后缘向上延伸即可（图2-4）。

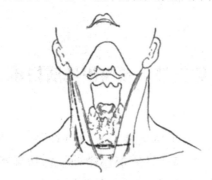

图 2-4　"L"形切口

3.皮瓣

按计划的切口线切开皮肤、皮下组织及颈阔肌，沿颈阔肌深面用剪刀或电刀锐性游离皮瓣。游离皮瓣范围：后侧方至斜方肌前缘，前方至颈正中线，上方至下颌骨下缘，下方至锁骨上缘。注意游离上方皮瓣时，勿伤及面神经下颌缘支。一般应在下颌骨下缘至少1 cm处找出面动、静脉，将其结扎、切断。然后向上拉起结扎的面动、静脉血管蒂，向上翻起固定在颈阔肌上，保护面神经下颌缘支（图2-5）。

4.清扫颈外三角

向下翻转下方皮瓣，在锁骨上方约2 cm处结扎、切断颈前静脉。游离胸锁乳突肌下端,并离断其锁骨和胸骨附着点(图 2-6)。然后在颈后三角内显露斜方肌前缘(图 2-7),显露并切断、缝扎颈外静脉(图 2-8)。清扫颈外三角的全部疏松结缔组织和淋巴组织。沿锁骨上方向前解剖,显露肩胛舌骨肌后腹和颈横动、静脉。在斜方肌前缘切断肩胛舌骨肌后腹,在臂丛和颈内静脉之间,前斜角肌表面显露膈神经,避免损伤造成部分的膈肌麻痹。

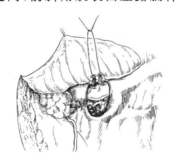

图 2-5　保护面神经

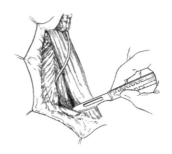

图 2-6　离断胸锁乳突肌

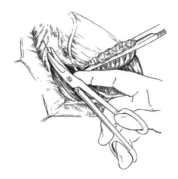

图 2-7　显露斜方肌前缘

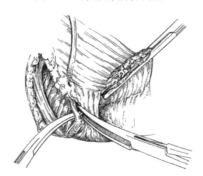

图 2-8　结扎颈外静脉

5.清扫颈后三角

牵拉胸锁乳突肌断端向上解剖显露颈后三角(图 2-9)。在锁骨上方切开颈动脉鞘,分离出颈内静脉,在其下端结扎、缝扎后切断(图 2-10),该处分离时应注意避免胸导管损伤造成术后乳糜漏。显露出颈总动脉,然后沿椎前筋膜将颈总动脉周围的所有疏松结缔组织全部清除(图 2-11),结扎、切断甲状腺上静脉、喉上静脉及咽静脉的分支。

6.清扫气管周围淋巴结

颈正中线纵行切开并分离颈前肌群,在胸骨切迹上方,将颈前肌群横行切断。如为先行甲状腺叶全切除者,气管前、喉返神经周围和气管食管沟处的疏松结缔组织及淋巴结可连同颈内静脉行程内区域的疏松结缔组织和淋巴结一并切除。如未行甲状腺切除者,在甲状腺被膜外游离甲状腺下极,结扎、切断甲状腺下静脉。继续向下游离,显露并认清甲状腺下动、静脉与喉返神经的解剖位置关系后,在远离甲状腺的后下方,在靠近颈总动脉处双重结扎、切断甲状腺下动脉。顺势向上游离,显露并结扎、切断甲状腺中静脉(图 2-12)。然后游离并切断甲状腺峡部(图 2-13)。在颈外动脉分叉处将甲状腺上动脉结扎、缝扎、切断。用锐性和钝性交替的方法,向甲状腺方向清扫气管前、喉返神经周围及气管食管旁沟处的疏松结缔组织及淋巴结(图 2-14、图 2-15),连同甲状腺一并清除。

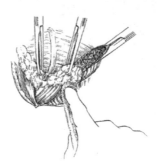

图 2-9　显露颈后三角

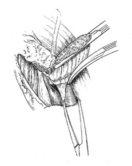

图 2-10　分离颈内静脉

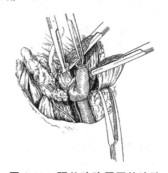

图 2-11　颈总动脉周围的清除

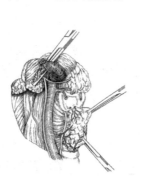

图 2-12　结扎甲状腺血管

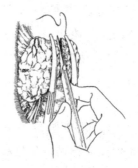

图 2-13　切断甲状腺峡部

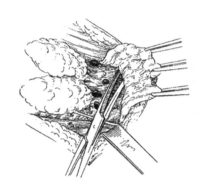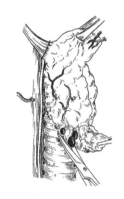

图 2-14　气管前的淋巴结清除

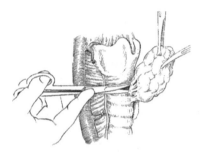

图 2-15　甲状腺周围清扫

7.清扫颌下三角和颏下三角

显露颌下腺,辨认舌神经和舌下神经之间的颌下腺导管,结扎、切断颌下腺导管,切除颌下腺(图 2-16)。向上牵拉二腹肌后腹,在最高位结扎、切断颈内静脉(图 2-17)。此时包括颈内静脉及其周围淋巴组织、胸锁乳突肌、颈前肌、颌下腺及甲状腺等被整块切除(图 2-18),创面仅见到气管、喉返神经、颈总动脉及其分支、迷走神经、膈神经、臂丛及舌下神经等(图 2-19)。

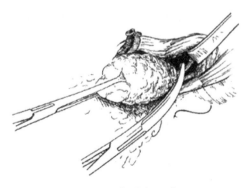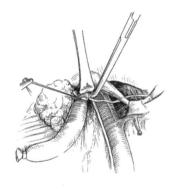

图 2-16　切除颌下腺　　　　　　　图 2-17　离断颈内静脉上端

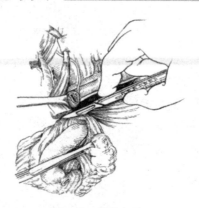

图 2-18　整块切除

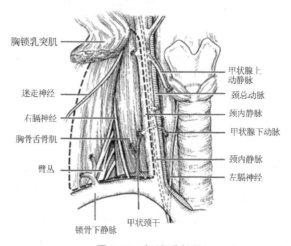

图 2-19　切除后创面

胸锁乳突肌

迷走神经

右膈神经

胸骨舌骨肌

臂丛

锁骨下静脉　甲状颈干

甲状腺上动静脉

颈总动脉

颈内静脉

甲状腺下动脉

颈内静脉

左膈神经

8.缝合切口、放置引流

用温盐水冲洗创腔、止血。在皮瓣下置 2 枚引流管固定于皮肤。间断缝合颈阔肌、皮肤(图 2-20)。

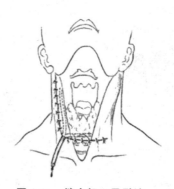

图 2-20　缝合切口及引流

(五)术后注意事项

(1)术后患者应给予吸氧等,防止呼吸道阻塞。

(2)床边备有气管切开包。

(3)通常2~3天即可拔出引流管,5天即可拆线。

二、改良式颈淋巴结清扫术

改良式颈淋巴结清扫也称为功能性颈淋巴结清扫术,包括在根治肿瘤的同时,保留胸锁乳突肌、颈内静脉及副神经,术后患者颈部和肩部的外形和功能均较经典式颈淋巴结清扫术好,现将改良式颈淋巴结清扫术介绍如下。

(一)适应证、禁忌证及麻醉

同经典式颈淋巴结清扫术。

(二)手术步骤

1.体位

将头转向对侧以充分显露颈外侧及后外侧。

2.切口

在颈部领式切口的基础上,经患侧胸锁乳突肌内缘向上,直达乳突下缘,形成"⊥"形切口或"L"形切口(图2-21、图2-22)。

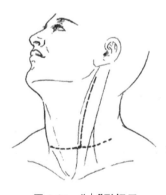
图2-21 "⊥"形切口

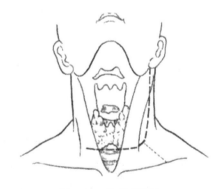
图2-22 "L"形切口

3.显露

切开皮肤、皮下组织及颈阔肌。如颈阔肌无肿瘤浸润应予保留。在颈阔肌深面分离皮瓣,内侧可超过气管中线,外侧达斜方肌的前缘,向下可至锁骨上,向上越过下颌骨下缘2 cm。将皮瓣分别向上、下、前、后翻转,缝合固定在相应部位的皮肤上(图2-23),仔细分离并寻找副神经,予以保留(图2-24)。

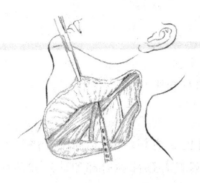
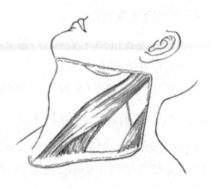

图 2-23　显露颈后三角　　　　　　　　　图 2-24　寻找副神经

4.分离胸锁乳突肌

沿胸锁乳突肌内侧缘进入,将其向外牵引。如显露不满意时可于胸锁乳突肌下端附着点以上 2 cm 处切断,将其上翻,术毕重新缝合。包括肌肉的筋膜也应予切除(图 2-25)。

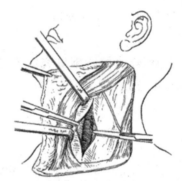

图 2-25　分离胸锁乳突肌及颈内静脉

5.切除舌骨下诸肌

由颈白线分开两侧舌骨下肌群后,沿锁骨端附着缘将舌骨诸肌切断并向上翻,待以后一并切除。

6.切除患侧甲状腺

切除患侧甲状腺(应包括峡部及对侧相邻甲状腺大部),保留健侧外后一部分甲状腺以维持生理功能。甲状腺处理可从下极开始,向上翻转,此时应注意勿损伤喉返神经,峡部可于气管前用止血钳贯穿,分别在两侧切除。健侧甲状腺处理可行部分或大部切除术。

7.处理颈内静脉

颈内静脉的保存与否可视具体情况而定。如颈部淋巴结有广泛转移,为保证根治效果,以同时切除颈内静脉为宜。如转移情况不严重,或对侧颈内静脉已在前次手术中切除,术侧颈内静脉应予保留。如需切除颈内静脉时,应打开颈动脉鞘,仔细分离颈内静脉,谨防分破造成出血或气栓。在靠近锁骨上缘将颈内静脉结扎切断,近心端应加以缝扎。然后提起颈内静脉远心端,向上分离,在颈内静脉走行上有上、中、下 3 组淋巴结,应一并摘除(图 2-26)。将颈内静脉分离至颌下三角区,在颌下腺下缘结扎、切断,注意防止损伤迷走神经及颈动脉,清除颈内静脉外、内侧淋巴结及脂肪组织(图 2-27、图 2-28)。

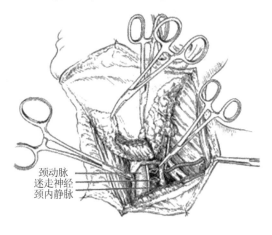

颈动脉
迷走神经
颈内静脉

图 2-26　显露颈后三角

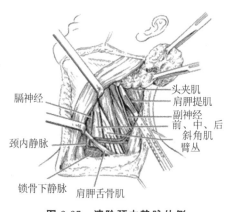

膈神经
颈内静脉
锁骨下静脉
头夹肌
肩胛提肌
副神经
前、中、后斜角肌
臂丛
肩胛舌骨肌

图 2-27　清除颈内静脉外侧

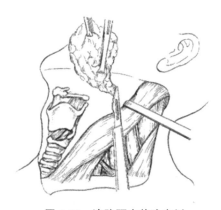

图 2-28　清除颈内静脉内侧

8.处理颌下三角

颌下三角区,除上极病变已有广泛转移外,一般不做清除。在下颌骨下缘处切断舌骨下诸肌,将舌骨下诸肌、颈内静脉、甲状腺组织一并切除(图 2-29)。

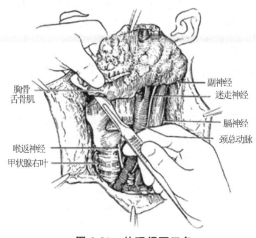

胸骨
舌骨肌

副神经
迷走神经

膈神经
颈总动脉

喉返神经
甲状腺右叶

图 2-29　处理颌下三角

9.清除锁骨上淋巴结

清除锁骨上转移的淋巴结及脂肪组织,注意勿损伤臂丛神经。

10.缝合

彻底止血后,放置软胶皮管引流,逐层缝合,包扎伤口。

(三)术中注意事项

(1)凡被肿瘤侵及的颈前肌群、胸锁乳突肌等均应切除,但未被肿瘤侵及的胸锁乳突肌应尽量保留。

(2)切除甲状腺时应注意勿损伤喉返神经。

(3)气管旁、颈内静脉旁、颌下及锁骨上窝等肿瘤转移的淋巴结应切除干净。

(4)如颈内静脉需要切除,在分离颈内静脉时应仔细,以防分破,造成出血或气栓,同时应注意防止损伤迷走神经及膈神经。

(5)在分离锁骨上转移淋巴结时应注意勿损伤臂丛神经。

(6)仔细止血,对较大血管要常规结扎加缝扎。

(四)术后处理

(1)术后一般处理除不需服用碘剂外,其他同甲状腺全切除术。

(2)术后并发症处理基本同甲状腺全切除术。

(3)术后应长期服用甲状腺素片,同时术后 3 个月、6 个月、1 年随诊,以后每年随诊 1 次,共 5 年;此后可每 2～3 年随诊 1 次。

三、中央区淋巴结清扫术

中央区淋巴结清扫也称为选择性颈淋巴结清扫术,是在改良式颈淋巴结清扫术的基础上发展起来的术式,根据原发病变设计颈部手术方案,按照颈部淋巴结分区进行区域淋巴结清扫,在保证肿瘤根治的前提下,能更有效地保留患者的外观和功能。根据美国头颈外科学会制订的颈部淋巴结分区标准,中央区即第Ⅵ区包括环甲膜淋巴结、气管周围淋巴结、甲状腺周围淋巴结、咽后淋巴结等。Ⅵ区淋巴结所收集的淋巴回流主要来自甲状腺、喉、下咽等器官。这组淋巴结一般有4~12个,由于所在的位置较深,生长空间狭窄,导致此区的淋巴结在临床上不易触及。中央区淋巴结具体清除范围在甲状软骨以下、胸骨切迹以上、颈总动脉内侧区域内所有淋巴脂肪组织。该解剖区域内主要有喉返神经、甲状腺下动脉、甲状腺下静脉、甲状腺最下静脉、甲状旁腺、胸腺上极、颈段食管及气管。先将该术式介绍如下。

(一)适应证

对肿瘤直径≥10 mm乳头状癌,伴有中央区颈淋巴结转移者。

(二)术前准备

一般不需要特殊准备。

(三)麻醉

颈丛麻醉或全麻。

(四)手术步骤

(1)显露喉返神经:首先暴露喉返神经入喉处,由于喉返神经在悬韧带内或后面经过,喉返神经与悬韧带的关系密切,且悬韧带内有小血管经过,切断时要结扎血管否则容易出血,该处出血盲目钳夹最易损伤喉返神经;此外该处使用电刀,也可能造成喉返神经的电损伤;继而处理甲状腺下动脉,在靠近颈动脉内侧,将其结扎、切断,或采用囊内结扎法处理甲状腺下动脉。该处也是喉返神经容易损伤处,需要仔细分离(图2-30、图2-31)。

(2)中央区淋巴结清扫:清扫喉返神经旁淋巴结及脂肪组织后,切开颈总动脉鞘,沿喉返神经水平清扫该区域的淋巴脂肪组织直至锁骨水平,同时清扫环甲膜旁的淋巴结及脂肪组织;外侧到颈总动脉内侧缘。越过喉返神经,清扫气管淋巴脂肪组织,内侧到气管对侧缘;最后清扫胸骨切迹上气管表面的气管前淋巴组织,需切除部分胸腺上极,才能将胸腺后方的气管前淋巴结及脂肪组织清除干净,将清除的标本送病理(图2-32)。如为双侧甲状腺癌,则需行双侧中央区淋巴结清扫。在清扫过程中若发现可疑甲状旁腺组织时,应切取少量行术中冷冻切片,确认是否为甲状旁腺组织,若为甲状旁腺组织即将剩余组织植于颈前肌或胸锁乳突肌内。

（3）止血、缝合彻底止血后，放置引流，逐层缝合，关闭切口。

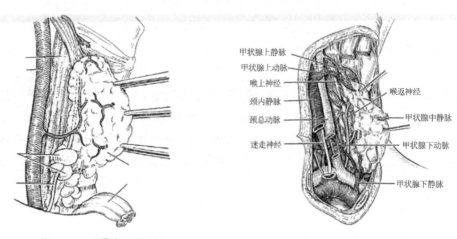

图 2-30　显露喉返神经

甲状腺上静脉
甲状腺上动脉
喉上神经
颈内静脉
颈总动脉
迷走神经
喉返神经
甲状腺中静脉
甲状腺下动脉
甲状腺下静脉

图 2-31　甲状腺的周围解剖

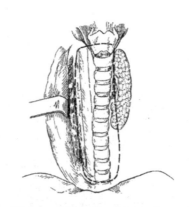

图 2-32　中央区淋巴结清扫范围

（五）术中注意事项、术后处理

（1）中央区淋巴结清除术最为常见的并发症是喉返神经损伤，尤其是右侧，所以术中一定要全程暴露喉返神经。

（2）未发现有颈部第Ⅵ区淋巴结转移者，不必进行中央组淋巴结清扫，长期密切随访。

（3）如初次手术时，已行中央区淋巴结清扫，再出现颈侧区淋巴结转移时，不需要再清扫中央区。

（4）处理原发灶时，要慎防损伤喉返神经内支；若不慎损伤可导致严重呛咳。

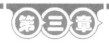

胃、十二指肠手术操作

第一节　胃、十二指肠溃疡穿孔修补术

一、适应证

(1)胃十二指肠溃疡穿孔,穿孔时间长,腹腔污染重。

(2)年迈体弱,腹腔渗液多,而又无条件实行胃大部切除者。

(3)年轻患者,病史短,症状轻,无梗阻及出血等并发症。

(4)穿孔较小,边缘柔软及瘢痕不多者。

二、术前准备

放置胃管,抽净胃内容物,切忌洗胃,抗休克,静脉补液支持,纠正水电解紊乱,给予抗生素。

三、麻醉

连续硬膜外麻醉或全麻。

四、体位

仰卧位,头部略高。

五、手术步骤

(1)采用上腹正中、右上腹旁正中或经右腹直肌切口,尽量吸净腹腔渗液,术中取液作腹腔细菌培养(图3-1),在胃十二指肠前壁和小弯寻找穿孔。穿孔处多水肿严重,质硬,黏液多,有时由于纤维蛋白的形成和邻近组织的粘连可致穿孔处堵塞或愈着,此时需分开网膜、肠曲、胆囊或肝叶后方能找到穿孔部位。若前壁未见溃疡穿孔,可以切开胃结肠韧带在胃厚壁寻找穿孔,如怀疑溃疡恶变所致穿孔应取活检。

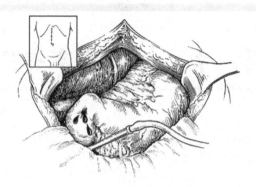

图 3-1 打开腹腔,吸出积液

(2)若穿孔小,坚硬范围不大,距穿孔边缘约 0.5 cm 用可吸收线或丝线缝合,缝线与胃纵轴一致,穿孔处上、中、下各缝一针即可(图 3-2)。若穿孔边缘瘢痕不广,亦可选比较柔软处做浆肌层间断缝合(图 3-3)。

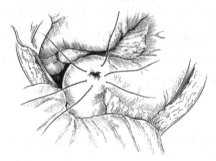

图 3-2 在穿孔处(上、中、下)全层缝合

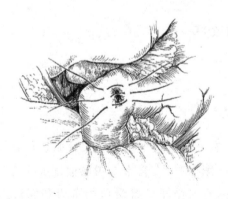

图 3-3 在穿孔处(上、中、下)浆肌层缝合

（3）在助手协助下，轻轻将缝线结扎闭合穿孔，暂可不剪断缝线。

（4）采用一块大网膜履盖穿孔处，将缝线松松地结扎，以免阻断网膜血液循环发生坏死（图3-4）。

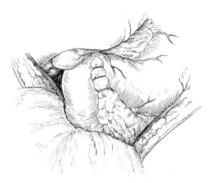

图 3-4　大网膜覆盖、结扎

（5）若十二指肠穿孔较大，穿孔周围组织较硬，采用中号丝线贯穿穿孔两侧肠壁全层，缝线缝向与胃十二指肠纵轴平行，将大网膜塞入穿孔处，依次结扎缝线（图3-5），吸净腹腔渗液，采用温生理盐水冲洗，右下腹部放置引流管于坐骨直肠凹处，如患者原有幽门梗阻，可进行胃空肠吻合，吸净腹腔冲洗液，逐层关腹。

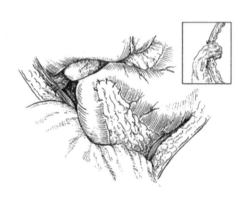

图 3-5　大网膜堵塞穿孔，周围缝合固定

六、术后处理

（1）注意生命体征变化。

（2）应用抗生素预防感染。

（3）输液支持治疗并持续胃肠减压。

（4）患者血压平稳，麻醉清醒后采用半坐位。

第二节 胃部分切除术

胃部分切除术包括胃窦部切除术、半胃切除术等。胃窦部切除术是沿胃小弯幽门切迹以上2～3 cm处至大弯的垂线，切除约30%的胃远段。半胃切除术是从胃小弯侧胃左动脉第2分支起始处以下至胃大弯侧胃网膜左、右动脉交界处，切除50%的胃远段。胃次全切除术是从胃小弯侧胃左动脉第2分支起始处以下至大弯侧脾下极平面（切断胃网膜左动脉远端2～3支分支，通常切除70%～75%的胃远段）（图3-6）。

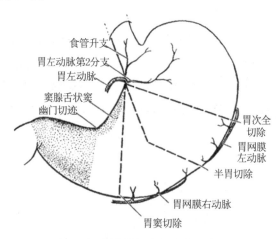

图 3-6　各种胃部分切除术的范围

胃部分切除术后，胃肠道重建及吻合的术式很多，归纳起来不外为毕Ⅰ式、毕Ⅱ式及这两种术式的各种改良方法（图3-7、图3-8）。毕Ⅰ式是将胃与十二指肠直接吻合，多用于胃溃疡行胃部分切断术或十二指肠溃疡行迷走神经切断术加胃部分切除后（胃窦部切除术或半胃切除术）；毕Ⅱ式是将胃与空肠吻合，多用于十二指肠溃疡行胃次全切除后。

手术方式可分为两大类，即胃次全切除术和胃部分切除术，胃引流术加迷走神经干切断术或附加胃迷走神经切断术以及高选择性迷走神经切断术。胃次全切除术至今仍为国内外普遍公认的治疗溃疡病的基本手术，这种手术的术式虽然也有很多演变，但基本术式仍以毕Ⅰ、Ⅱ式为基础。在临床应用时，既要重视溃疡病外科治疗的理论依据,也要结合本单位和术者个人经验及患者的具体情况加以选择。

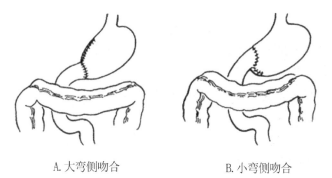

A. 大弯侧吻合　　　　　　　　　　　B. 小弯侧吻合

图 3-7　毕Ⅰ式(BillrothⅠ)

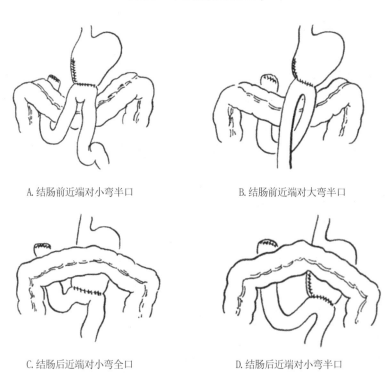

A. 结肠前近端对小弯半口　　　　　　　　B. 结肠前近端对大弯半口

C. 结肠后近端对小弯全口　　　　　　　　D. 结肠后近端对小弯半口

图 3-8　毕Ⅱ式(BillrothⅡ)

本节介绍的胃次全切除术的基本操作步骤,对患者术后近期和远期疗效均较满意,基本可以达到溃疡病手术的下列要求:①解除溃疡及其并发症的症状;②切除溃疡病灶或促进溃疡愈合;③由于减少了胃液的分泌,增加了对胃酸的中和作用和缩短了食物在胃内停留的时间,这就为促进不能清除的溃疡病灶的愈合和预防溃疡的复发提供了有利条件。

一、适应证

胃、十二指肠溃疡大多可以经中西医非手术疗法治愈,仅在发生以下各种情况时,才考虑手术治疗。

(1)溃疡病大量或反复出血经保守及内镜治疗情况不佳。

(2)瘢痕性幽门梗阻者。

(3)急性穿孔,不适于非手术治疗,一般情况又能耐受胃切除术者。

(4)胃溃疡并有恶性变者。

(5)顽固性溃疡,经内科合理治疗无效者。

二、术前准备

(1)无幽门梗阻时,术前1天改为流质饮食;有轻度幽门梗阻时,术前2～3天即改为流质饮食,术前1天中午以后开始禁食;严重幽门梗阻时,术前2～3天即应禁食,但可饮少量水。

(2)严重的幽门梗阻,胃内容物有潴留者,术前2～3天,放置胃管吸尽胃内潴留物,每晚应以温生理盐水洗胃。

(3)幽门梗阻呕吐频繁者,应检查血钠、钾、氯及二氧化碳结合力。如不正常,应先纠正。

(4)术前禁食患者,应静脉输液供给能量,纠正脱水和电解质平衡失调。

(5)术前1天晚用肥皂水灌肠。

(6)术晨下胃管,抽空胃液后留置胃内。

三、麻醉

硬膜外麻醉或全麻。

四、手术术式

(一)胃次全切除胃十二指肠吻合术(毕Ⅰ式)

1.手术步骤

(1)体位:仰卧位。

(2)切口:上腹正中切口、左上经腹直肌或左正中旁切口,长为12～14 cm。

(3)探查腹腔:剖开腹壁,探查证实诊断,适合行胃部分切除术者,即可分离胃部。

（4）分离胃大弯：助手把胃提起，在胃大弯中部胃网膜血管弓下缘的胃结肠韧带上，选择无血管区（这里胃结肠韧带与横结肠系膜之间一般无粘连），用止血钳把胃结肠韧带先分开一个洞，伸入手指提起胃结肠韧带，然后沿大弯侧胃网膜血管弓下缘，向左侧分次将韧带在两把钳夹的止血钳之间切断，并用丝线结扎。分离至胃网膜左、右动脉交界处后（如半胃切除术，分离至此即可），再紧贴胃壁继续进行分离，直至切断胃网膜左动脉 2～3 支分支为止，切断的血管用丝线行双重结扎。再反向沿胃大弯向右分离，在大弯下缘的右侧，胃结肠韧带和胃后壁与横结肠系膜和胰头部包膜是经常紧贴或粘在一起的，不宜像左侧那样大块钳夹切断，应先剪开胃结肠韧带前层，伸入手指或小纱布球，将胃结肠韧带前层与后层钝性分开。注意识别和保护结肠中动脉，将它与后层一起向后推开。在幽门附近，应紧贴胃壁分离出胃网膜右血管近段，加以切断、结扎（近侧残端应双重结扎或加缝扎）。然后，继续紧贴胃十二指肠下缘分离，达幽门下 1 cm，切断来自胰十二指肠上动脉的小分支。

（5）分离胃小弯：选择小网膜（肝胃韧带）无血管区，先穿一洞，于幽门上缘分离胃右动脉，加以切断、结扎。继续沿小弯向左分离小网膜，在胃左动脉第 2 分支以远切断胃左动脉，并进行结扎加缝扎。

（6）切断十二指肠：胃大、小弯网膜的分离必须超过幽门以远 1 cm。在幽门近、远侧并排夹两把十二指肠钳，用纱布垫在幽门后以免污染。在两钳之间切断十二指肠。十二指肠残端暂不处理，用纱布包盖，待胃切断后再进行吻合。也可在结扎处理胃右动脉之后先切断十二指肠，用纱布保护十二指肠残端，再把胃残端向上方翻起，分离胃左动脉，在第 2 分支以远切断后结扎加缝扎。

（7）切除胃体：在胃体拟定切线以远 2 cm 处夹一把胃钳（Payr），再在胃钳近端的大弯侧，用一把十二指肠钳呈水平位夹住胃体宽度的一半，在十二指肠钳远端 0.5 cm 处与钳平行切断大弯侧胃体。为了彻底切除窦部及小弯侧舌状突出，小弯侧切口应斜向贲门部。在胃左动脉第 2 分支以远夹一把大弯钳，沿钳远端切断，将胃远段切除。

（8）缝合胃小弯断端：为了避免吻合口过大，无论毕Ⅰ、Ⅱ式，都可采用闭合胃小弯侧一半切口的方法。先用 1 号肠线由切口下端环绕弯钳全层连续缝合 4～5 针，然后抽掉弯钳，拉紧肠线两端。为了使止血可靠，再把上端肠线返回缝合，从贲门端向下，对准第 1 排缝线间隙缝第 2 排连续缝合，在切口下端会合后，将肠线两头打结。然后，将两侧浆肌层进行间断缝合加固，并包埋残端粗糙面。

(9)胃十二指肠吻合:把胃和十二指肠两残端的2把钳合拢。如有张力,可沿十二指肠外缘切开后腹膜,分离十二指肠;也可把胃残端后壁与胰腺前的后腹膜缝合数针加以固定。如无张力,可直接做胃十二指肠吻合。先将后壁浆肌层进行间断缝合,两端各留一根线头牵引,然后切除钳夹过的胃和十二指肠残留边缘。十二指肠残端血运不丰富,切除后多不需止血处理。胃残端则血运丰富,应先在钳上缘依次剪开胃前后壁浆肌层,把黏膜下层血管缝扎,然后切掉胃残端钳夹部位。用1-0号肠线将吻合口进行全层锁边缝合,并用同一根肠线绕至前壁行全层连续内翻褥式缝合。为了避免吻合口缩小,也可用中号丝线行前壁全层间断内翻缝合,再将前壁浆肌层用丝线间断缝合。最后,在吻合口上角加一小荷包缝合加固。

2.术中注意事项

(1)如胃、十二指肠溃疡病史较久,或为穿透性溃疡,小网膜腔右侧粘连严重而闭锁,宜先剪开胃结肠韧带前层,用手指靠胃大弯推压,分离粘连,把横结肠系膜及其中的结肠中动脉向后下方推开,再紧靠胃大弯向幽门下分离。只有看清结肠中动脉后,才能将胃网膜右动脉根部切断,并用丝线缝扎。

(2)术后近期吻合口出血,多来自胃肠吻合口胃的一侧,也可因小弯侧一半胃壁的肠线缝合针距太大和收得不紧而出血。缝合小弯侧时,除针距不要超过0.8 cm并尽量收紧肠线外,还应用肠线加行第2排全层连续缝合,每针穿过第1排连续缝合的两针间的中点,边缝边拉紧。大弯侧胃吻合口前、后壁,则应行黏膜下血管缝扎。

(3)毕Ⅰ式吻合,必须注意避免吻合口有张力。十二指肠活动度小,对术前伴有幽门梗阻的患者,在吻合时可能不感觉有张力,但术后梗阻解除,胃壁恢复张力后,吻合口两端的胃肠壁收缩牵扯,即可影响吻合口愈合,或导致吻合口狭窄。因此,进行毕Ⅰ式吻合时,最好把十二指肠外侧的后腹膜切开,使十二指肠和胰头松解左移,同时吻合口后浆肌层缝线应穿过胰腺前后的腹膜,以防胃肠端回缩。

(4)估计吻合口欠大时,可先将十二指肠断端切开一小段(1~1.5 cm)再行吻合,即可扩大吻合口(图3-9)。

3.术后处理

(1)术后平卧,麻醉清醒后改为半坐位。

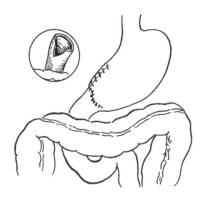

图 3-9　扩大吻合口胃十二指肠吻合术

（2）保持胃肠减压管通畅，并观察抽出液的颜色和引流量。在最初的 12 小时内，需注意有无新鲜血吸出；如 12 小时内引流量超过 500 mL，说明有吻合口出血或渗血的可能，应给予止血药物，并做好手术止血准备，必要时进行手术。如 24 小时内抽出液颜色逐渐变浅、变黄，引流量不超过 1 000 mL，患者无腹胀感觉，说明胃内液体已通过，向下运行，可于 48 小时后拔除胃管。拔管前，先由胃管注入一剂理气攻下的中药或液态石蜡，以促进胃肠功能早期恢复。

（3）在胃肠减压、禁食期间，应适量输液以补充营养及维持水、电解质平衡。

（4）拔除胃管后，即可开始少量多次口服液体；术后 3～5 天进流质饮食；6～7 天后进半流质饮食；10 天后可进软食；2 周出院后仍按多次少量原则酌情调节饮食。

（5）术后鼓励患者咳嗽，并帮助患者咳痰。拔除胃管后即可下床活动。

（二）胃次全切除结肠前半口水平位胃空肠吻合术（毕Ⅱ式）

1.手术步骤

手术步骤如图 3-10。

（1）体位、切口、切除胃体：同胃次全切除胃十二指肠吻合术。

（2）缝闭十二指肠残端：切断十二指肠后，首先处理十二指肠残端。用 0 号肠线环绕止血钳作连续缝合后，抽掉止血钳，拉紧缝线两端，暂不要打结和剪断，继续用同一缝线的两端分别在上、下角行一半荷包缝合，包埋两角，然后向中间做浆肌层连续内翻褶式缝合。两线头在中间会合后打结。最后进行一排浆肌层间断缝合。

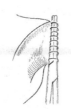

A. 绕钳连续全层缝合十二指肠残端

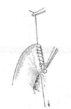

B. 拉紧缝线

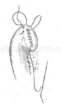

C. 上角行半荷包浆肌层缝合包埋

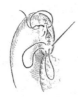

D. 下角行半荷包浆肌层缝合包埋

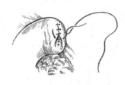

E. 外层加浆肌层间断缝合

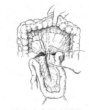

F. 选定吻合用空肠段，闭合横结肠、空肠系膜间隙

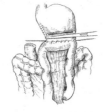

G. 结肠前近端对大弯上提空肠，与胃残端后壁行浆肌层缝合（外层）

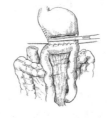

H. 切开胃后浆肌层，缝扎黏膜下血管

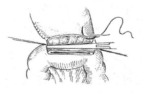

I. 缝扎胃前壁血管

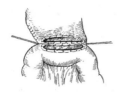

J. 缝扎空肠管血管后切开胃和空肠，切除胃残端，吸尽胃、肠内容物

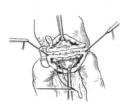

K. 全层缝合吻合口后壁小弯侧角

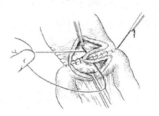

L. 锁边缝合吻合口后壁（内层）

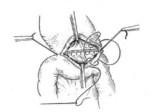

M. 全层连续内翻褥式缝合吻合口后壁（内层）

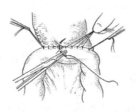

N. 浆肌层间断缝合前壁

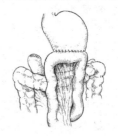

O. 完成吻合

图 3-10　胃次全切除结肠前半口水平位胃空肠吻合术（毕Ⅱ式）

（3）选择空肠上段及关闭系膜间隙：第一助手提起横结肠，将其系膜扩展拉紧，术者用第2、3指沿横结肠系膜滑到其根部，找到第1腰椎体左侧下方的十二指肠悬韧带，证实确是空肠起始部后，由此往下选择一段空肠，在距十二指肠悬韧带15 cm和25 cm的两点处各缝一牵引线作为标志，备胃肠吻合时用。如果施行结肠前胃空肠吻合，需先将横结肠系膜与选定备用的空肠段系膜间隙用1-0号丝线间断缝合3～5针闭合，以防止术后小肠通过，形成内疝。当空肠起始段部位正常时，多需采用空肠近端对胃大弯的吻合，才能关闭系膜间隙。

（4）缝合吻合口后壁外层：将预先选定的空肠段绕过横结肠前面上提，靠拢胃残端，准备吻合。向上方翻卷胃残端直钳，显露后壁，将钳近端0.5 cm处胃壁与空肠壁行一排浆肌层间断缝合，拆除作为标志的牵引线。

（5）切开胃壁与空肠壁：在距浆肌层缝合（后壁外层缝合）的两侧各0.5 cm处，先切开胃后壁浆肌层，缝扎胃壁黏膜下血管的近侧端。每针都要对准血管旁边，从黏膜下层穿入，跨过血管，在胃近端浆肌层边缘穿出。这样贯穿一点浆肌层组织，可以在剪除钳夹过的残端后，避免黏膜层过多的外翻。按同法缝扎胃前壁黏膜下血管。然后，切开空肠浆肌层，于切缘的两侧分别缝扎黏膜下血管。最后，剪除钳夹过的胃壁残缘，并剪开空肠黏膜，吸尽胃、空肠内容物。

（6）完成胃空肠吻合：用0号和1号肠线先从胃小弯侧角开始，由肠腔进针，穿过胃、肠两后壁全层至胃腔，再返回从胃腔进针到空肠肠腔，在腔内打结固定，线头暂不剪去。用同一肠线在胃空肠吻合口后壁进行全层锁边缝合，边距0.5 cm，针距0.8 cm，直达胃大弯侧角，并使胃大弯侧角内翻。再由大弯侧角绕到吻合口前壁，将前壁全层连续内翻褥式缝合至小弯侧角，与保留的肠线线头打结。最后，用丝线在前壁加作浆肌层间断缝合。至此，胃次全切除结肠前胃空肠吻合术即告完成。检查吻合口通畅，腹腔内无出血和遗留物后，逐层缝合腹壁切口。

2.术中注意事项

（1）如果十二指肠溃疡有广泛的瘢痕粘连，切除有困难，或估计在十二指肠切断后残端内翻缝合有困难时，不要勉强切除溃疡，可用十二指肠旷置术来处理。此术保留一部分窦部胃壁，借以妥善地缝合十二指肠残端，但窦部黏膜需要完全剥除，以免溃疡复发。如溃疡虽已勉强切除，但十二指肠残端缝合不够满意，可于残端处插一导管造瘘减压较为安全。待残端愈合，无破漏现象（一般需观察10天）后，再拔除导管。

十二指肠溃疡旷置术的操作步骤如下（图3-11）：将幽门部大小弯网膜分离

至幽门近端 3 cm,以保证残端血运,在该处夹一把胃钳,于钳的远端把胃窦前后壁浆肌层进行环形切开,达黏膜下层。用剪刀和纱布球分离浆肌层直达幽门环。在环部从外面将黏膜进行荷包缝合收紧缝线后,在荷包缝合近端切断黏膜。将分离面充分止血后,用丝线行几针浆肌层间断缝合,使两壁创面合拢,包埋黏膜残端,避免积液。最后,再加行一排间断缝合。

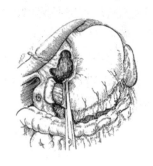
A.环形切开胃窦部浆肌层,分离浆肌层达幽门环

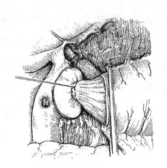
B.荷包缝合黏膜

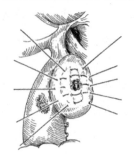
C.切断黏膜,缝合创面

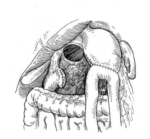
D.外层间断缝合

图 3-11　十二指肠溃疡旷置术

(2)进行毕Ⅱ式吻合时,必须看到十二指肠悬韧带,提起空肠起始端证实韧带处肠管是固定的,确定为空肠上段后才能进行吻合,以免把回肠误当空肠进行吻合,造成严重后果。

(3)毕Ⅱ式吻合,无论全口或半口,对排空关系不大。但吻合口必须保持水平位,输入袢和输出袢的两角应成直角,以免影响排空或造成梗阻。

(4)结肠前胃空肠吻合时,结肠系膜与空肠系膜间隙必须常规闭合,避免小肠疝入。

(5)关腹前,将残存于横结肠上的大网膜提起,展放在十二指肠残端,一则可以覆盖保护残端防止渗漏;二则可以防止大网膜与胃空肠吻合口粘连,造成输入或输出袢梗阻。

3.术后处理

同胃次全切除胃十二指肠吻合术。

(三)胃次全切除结肠后胃空肠吻合术(Polya 法)

1.手术步骤

此术是把横结肠系膜在结肠中动脉左侧无血管区剪开一孔,取距十二指肠悬韧带 5～10 cm 处的一段空肠,经横结肠系膜开孔处向上提出,与胃残端全口吻合(小弯侧胃残端不缝合,和大弯侧一起与空肠吻合)。最后将横结肠系膜切口与胃壁缝合固定。缝合方法与"胃次全切除结肠前胃空肠吻合术"相同(图 3-12)。

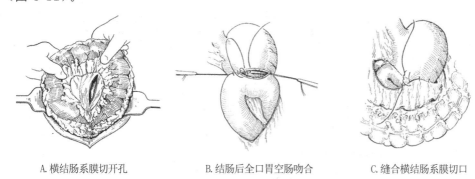

A.横结肠系膜切开孔　　　B.结肠后全口胃空肠吻合　　　C.缝合横结肠系膜切口

图 3-12　胃次全切除结肠后胃空肠吻合术(Polya 法)

2.术中注意事项

结肠后胃空肠吻合术可作全口(也可作半口)吻合。吻合时,输入袢应尽量缩短,结肠系膜下不遗留空隙,在距胃-空肠吻合口上 2 cm 胃壁处把横结肠系膜切口缝合在胃壁上,并关闭结肠系膜切口,避免小肠疝入。

3.术后处理

同胃次全切除胃十二指肠吻合术。

(四)腹腔镜胃大部切除术

1.适应证

(1)溃疡病大量或反复出血经保守及内镜治疗无效者。

(2)瘢痕性幽门梗阻者。

(3)急性穿孔,不适于非手术治疗,一般情况又能耐受胃切除术者。

(4)早期胃癌或晚期胃癌姑息性切除。

(5)顽固性溃疡,经内科合理治疗无效者。

2.手术步骤

(1)体位仰卧位,两腿分开平放在脚架上,两臂伸开平放在两侧支架上。头高脚低位,约 20°。术者站在患者两腿之间,助手站在患者两侧。

(2)穿刺套管的位置因人而异,取决于患者的体格和所采用的术式。毕Ⅱ式腹腔镜胃切除术一般需要 5 个穿刺套管。第一个放入腹腔镜的穿刺套管在脐孔处,用开放式技术插入。其他 4 个都是 6~12 mm 穿刺套管,分别在腹壁 4 个象限(图 3-13)。

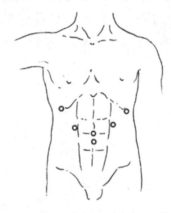

图 3-13　腹腔镜下胃切除的穿刺套管位置

(3)探查腹腔并找到溃疡部位,如无法从外表找到溃疡或癌症病灶,可于术前在胃镜下行亚甲蓝标记或术中胃镜检查定位。

(4)分离胃大弯从两侧季肋部穿刺套管插入两把抓钳,抓住胃大弯并向前提起,用超声刀游离胃远侧 2/3 胃大弯,封闭离断 5 mm 以下血管。较大的血管分支可腔内结扎离断,或施夹器夹闭后切断。注意识别和保护结肠中动脉。然后,继续沿胃十二指肠下缘分离至幽门下 1 cm。注意保证此处十二指肠的血运。避免在十二指肠切断线上使用过多钛夹,影响内镜钉合器的切割缝合(图 3-14)。

(5)分离胃小弯采用游离胃大弯的方法在肝胃之间的无血管区游离胃小弯。于幽门上缘分离胃右动脉,钛夹夹闭后切断。沿小弯侧向左分离小网膜,在胃左动脉第 2 分支以远夹闭或结扎后切断胃左动脉。胃左动脉较粗大,也可以用装有血管钉仓的内镜钉合器切断。

(6)横断十二指肠充分游离十二指肠球部,于幽门以远 1 cm 外用内镜钉合切割器横断十二指肠,用三排钉针封闭断端。

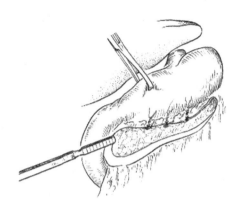

图 3-14 分离胃大网膜

（7）横断胃先在断胃处用电凝钩在胃前壁浅浅地烫出一条切断线。从右下腹穿刺套管插入抓钳,靠近切断线的右侧抓住胃大弯,向下牵拉以便于安放内镜钉合切割器。钉合切割器从左季肋部的穿刺套管伸入腹腔,从胃大弯向胃小弯分次切割钉合,将胃横断(图 3-15)。胃标本切下后装入标本袋中,放在肝右叶上方。

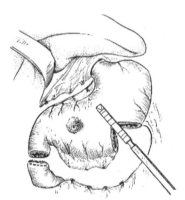

图 3-15 分离小网膜,离断胃及十二指肠

（8）胃空肠吻合患者取头低脚高位。向头侧牵拉横结肠,找到 Treitz 韧带,将 Treitz 韧带以远 15 cm 左右的近端空肠拉到横结肠前,准备行结肠前胃空肠吻合。从右季肋部穿刺套管插入 Babcock 钳将空肠袢提起并靠近残胃,调整肠袢的位置在无张力无扭转的情况下行胃空肠吻合。吻合可以是顺蠕动式吻合(输入袢对胃大弯)。采用逆蠕动式吻合(输入袢对胃小弯)有可能减少吻合口输出袢狭窄。缝合两针将胃和空肠固定在一起,用电剪做两个切口,一个在胃前壁小弯侧近切缘处,另一个在空肠对系膜处。钉合器从右季肋部穿刺套管进入腹腔,从小弯侧向大弯侧将两个钉合爪经两个小切口分别插入胃和空肠内。原来胃和空肠的两个切口变为一个,再用钉合器横向将其钉合。(图 3-16)

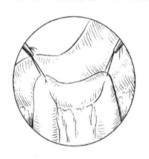 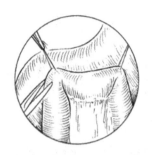 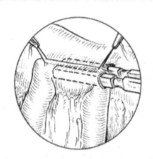

A.将空肠与胃靠拢　　　　　　B.在空肠与胃各切一小口　　C.将直线闭合器置入胃、空肠腔内吻合

图 3-16　胃空肠吻合

(9)检查吻合口吻合完成后,用上消化道内镜检查是否有吻合口漏,并确认吻合口通畅。将吻合口浸在注入的生理盐水中,而后经内镜注气将胃膨胀起来,检查是否有气泡出现,以确定是否有吻合口漏。吻合口输入袢和输出袢的通畅性也可用内镜检查。

(10)取出标本垂直切开腹壁,将脐部穿刺套管切口扩大。将标本袋的颈部从脐部切口拉出,抓住标本袋内的标本将其拉出或将其剪成片状取出。但是,将标本剪成片状会影响病理医师确认肿瘤的边界。两层缝合关闭所有穿刺套管切口。

(11)腹腔镜辅助的胃切除术胃十二指肠的分离和切断都在腹腔镜下完成,步骤同前。然后,在上腹部准备做吻合的部位切一小口,将肠袢和残胃取出,在腹壁外行胃空肠吻合。吻合可用与剖腹手术相同的手工或吻合器缝合。在手术费用和手术时间上,这种术式具有优越性。

3.术中注意事项

同胃次全切除结肠前半口水平位胃空肠吻合术(毕Ⅱ式)。

4.术后处理

同胃次全切除胃十二指肠吻合术。

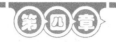

甲状腺疾病

第一节 甲状腺功能亢进症

甲状腺功能亢进症简称甲亢,也称甲状腺毒症,是指由于各种原因导致的甲状腺呈高功能状态,引起甲状腺激素分泌增多,造成机体各系统兴奋性增高,以代谢亢进为主要表现的临床综合征。

一、病因及发病机制

据研究证明,甲亢是在遗传基础上,因感染、精神创伤等应激因素而诱发,属于抑制性 T 淋巴细胞功能缺陷所导致的一种器官特异性自身免疫病,与自身免疫性甲状腺炎等同属自身免疫性甲状腺疾病。妊娠、碘化物过多、锂盐的治疗等因素也可能诱发甲亢。

(一)遗传因素

甲亢的发病与遗传显著相关,并与一定的 HLA 类型有关,家族中有甲亢病史者,其发病率明显高于非遗传病史者。本病发病与人白细胞抗原(HLA 二类抗原)有关。中国人发病与 HLA-B46 明显相关。

(二)自身免疫

Graves 病(GD)时免疫耐受、识别和调节功能减退,抗原特异或非特异性抑制性 T 淋巴细胞(Ts 细胞)功能缺陷,机体不能控制针对自身组织的免疫反应,减弱了 Ts 细胞对辅助性 T 淋巴细胞(Th 细胞)的抑制,特异 B 淋巴细胞在特异 Th 细胞辅助下,产生特异性免疫球蛋白(自身抗体)。甲状腺自身组织抗原或抗原成分主要有 TSH、TSH 受体、甲状腺球蛋白(Tg)、甲状腺过氧化物酶(TPO)

及 Na^+/I^- 同向转运蛋白等。Graves 病患者血清中可检出甲状腺特异性抗体，即 TSH 受体抗体(TRAb)。TRAb 分为甲状腺兴奋性抗体(TSAb)和 TSH 阻断性抗体(TBAb)。TSAb 与 TSH 受体结合后，主要通过腺苷酸环化酶-cAMP 和磷脂酰肌醇-Ca^{2+} 2 个级联反应途径产生与 TSH 一样的生物学效应，T_3、T_4 合成和分泌增加导致 Graves 病。Graves 病浸润性突眼主要与细胞免疫有关。血循环中针对甲状腺滤泡上皮细胞抗原的 T 细胞识别球后成纤维细胞或眼外肌细胞上的抗原，浸润眶部。被激活的 T 细胞与局部成纤维细胞或眼肌细胞表达免疫调节蛋白，增强眶部结缔组织的自身免疫反应，刺激成纤维细胞增殖，分泌大量的糖胺聚糖聚积于球后，继之水肿。

(三)环境因素

病毒或细菌感染、应激反应、皮质醇升高、性腺激素等方面的变化，可改变抑制或辅助性 T 淋巴细胞的功能，增强免疫反应，诱发甲亢的发病。

(四)其他

妊娠、碘化物过多、锂盐的治疗等因素可能激发 Graves 病的免疫反应。长期服用含碘药物如胺碘酮者可引起碘蓄积，导致甲亢。

二、病理生理

当甲状腺分泌过多的甲状腺激素时，甲状腺激素可以促进磷酸化，主要通过刺激细胞膜的 Na^+，K^+-ATP 酶(即 Na^+，K^+泵)，后者在维持细胞内外的 Na^+，K^+梯度的过程中需要大量能量以促进 Na^+ 的主动转移，以致 ATP 水解增多，从而促进线粒体氧化磷酸化反应，结果氧耗和产热均增加。甲状腺激素的作用虽是多方面的，但主要体现在促进蛋白质的合成，促进产热作用，以及与儿茶酚胺具有相互促进作用，从而影响各种代谢和脏器的功能。如甲状腺激素能增加基础代谢率，加速多种营养物质、肌肉的消耗。甲状腺激素和儿茶酚胺的协同作用加强，使神经系统、心血管和胃肠道等脏器的兴奋性增加，导致交感神经兴奋性增加，患者出现怕热多汗、心率增快、胃肠蠕动加快及手颤和肌颤等。此外，由于甲亢的发生与自身免疫反应有关，部分患者可出现不同程度的突眼。

三、分类

(一)甲状腺性甲亢

由于甲状腺本身的病变所致的甲状腺功能亢进。有甲亢症状，血 T_3、T_4、FT_3、FT_4升高，TSH 降低。

1.弥漫性甲状腺肿伴甲亢

又称 Graves 病,弥漫性甲状腺肿大伴甲状腺功能亢进,本病发生家庭聚集现象非常明显,与同卵双胎间的关系显著一致,与人类白细胞抗原显著相关,并且感染、应激和性腺激素等变化均可成为诱因。精神因素是一个常见的诱因,强烈的、突发的精神刺激可使肾上腺皮质激素急剧升高,改变抑制或辅助性T淋巴细胞的功能,增强免疫功能,发生甲亢。患者可出现典型的甲亢症状,伴有甲状腺弥漫性肿大,部分伴有突眼,患者体内的 TSH 受体抗体(TRAb)、甲状腺刺激性抗体(TSAb)阳性。

2.甲状腺自主性高功能腺瘤

原因未明,结节可呈多个或单个,起病缓慢,无突眼。甲状腺扫描呈热结节,且不受 TSH 调节,故是自主性功能亢进,结节外甲状腺组织摄碘功能因垂体分泌 TSH 功能受甲状腺激素所抑制而减低,甚至消失。

3.多结节性甲状腺肿伴甲亢(毒性多结节性甲状腺肿)

病因不明。常于甲状腺呈结节性肿大多年后出现甲亢,甲状腺结节所具有结构上的异质性和功能上的自主性,开始时甲状腺功能处于正常状态,随着甲状腺结节的病程延长,自主功能的程度逐渐增加,使病情从功能正常逐渐发展至功能亢进,发生甲亢。患者有甲亢症状,但部分患者症状较轻,甲状腺超声检查示甲状腺呈结节样改变,甲状腺扫描特点为摄碘功能呈不均匀分布,并不浓集于结节。

4.慢性淋巴细胞性甲状腺炎伴甲亢

又称桥本甲亢,其发病原因可能是在自身免疫性甲状腺炎的情况下,由于病变对甲状腺腺体的破坏,使甲状腺激素的释放增多,同时也可能存在有兴奋甲状腺的受体抗体的作用,刺激腺体组织,使甲状腺激素分泌增多。患者的甲亢症状较轻,甲状腺质地韧,血中的抗体 TgAb、TPOAb 升高。

5.甲状腺癌伴甲亢

因甲状腺内功能自主性病灶产生过多甲状腺激素而引起甲亢。甲状腺肿大呈不规则性,质地硬,表面不光滑,可有结节,癌肿有转移者可出现甲状腺周围的淋巴结肿大。甲状腺 B 超、CT 及甲状腺扫描可示癌肿的改变,检测血甲状腺球蛋白、降钙素(CT)及 CEA 等肿瘤指标可有助于诊断。

(二)垂体性甲亢

少见,由于垂体瘤分泌促甲状腺激素(TSH)过多而致甲亢。血 TSH 升高,使 T_3、T_4、FT_3、FT_4 升高。

（三）异位 TSH 综合征

其是因甲状腺外的肿瘤如肺、胃、肠、胰、绒毛膜等脏器的恶性肿瘤分泌 TSH 或类 TSH 物质，而促使甲状腺分泌甲状腺激素增多。

（四）绒毛膜促性腺激素相关性甲亢

如绒毛膜上皮癌、葡萄胎、侵蚀性葡萄胎、多胎妊娠等。卵巢皮样囊肿可致甲亢，绒毛膜促性腺激素分泌增多也可致甲亢。

（五）碘甲亢

由于各种原因摄入了过多的甲状腺激素而引起甲亢。服用含碘药物和制剂等，如应用胺碘酮控制心律失常，可使血中的甲状腺激素水平升高；在治疗甲亢过程中加用的甲状腺激素量过大，导致甲亢病情反复；甲状腺功能减退症在应用甲状腺激素治疗的过程中，服用甲状腺素时间过长未及时调整剂量或服用量过大，可致血中甲状腺激素水平升高，部分患者出现甲亢症状。

四、病理

（一）甲状腺

多呈不同程度的弥漫性肿大，病程长者可呈结节状，质地软或韧，甲状腺内血管增生、充血，滤泡增生明显，细胞核可有分裂象，高尔基器肥大，线粒体增多。

（二）浸润性突眼

浸润性突眼者的球后组织中常有脂肪浸润，纤维组织增生，黏多糖和糖胺聚糖沉积，透明质酸增多，可见淋巴细胞和浆细胞浸润。眼肌纤维增粗，肌纤维透明变性，肌细胞内黏多糖增多。

（三）胫前黏液性水肿

病变部位见黏蛋白样透明质酸沉积，伴肥大细胞、吞噬细胞和内质网粗大的成纤维细胞浸润。

（四）其他

骨骼肌、心肌可有类似眼肌的改变，久病者可有肝内脂肪浸润、坏死。少数患者可伴有骨质疏松。

五、临床表现

甲亢的临床表现可轻可重，有的表现为典型甲亢，有的为亚临床甲亢，有的甲亢患者长期得不到诊治，待发生甲状腺危象后才急症入院。甲亢多见于女性，男女发病之比为 1:(4～6),以20～40 岁为多,但儿童及老年人均可发病。

(一)症状

典型的表现为甲状腺毒症表现及各系统代谢亢进的表现。

1.高代谢综合征

典型的甲亢症状主要为高代谢综合征,由于甲状腺激素分泌增多导致交感神经兴奋性增高、新陈代谢亢进,患者出现乏力、怕热多汗,尤其在夏季,重症患者会大汗淋漓。患者经常有饥饿感,进食多反而体重减轻。

2.精神神经系统

患者烦躁易怒,有的出现性情改变,记忆力减退,睡眠差、失眠多梦,还可出现手颤或肌颤。

3.心血管系统

甲亢时高水平的甲状腺激素使患者出现心动过速、心悸气短,血压升高、头晕、胸闷等,剧烈活动后以上症状明显。

4.消化系统

由于肠蠕动增快,患者出现大便次数增加、稀便,严重者出现腹泻、黄疸、肝功能损害。有的患者既往便秘,患甲亢后便秘消失,大便每天 1 次,这也是大便次数增多的表现,应注意鉴别。

5.肌肉骨骼系统

主要表现为甲状腺毒症周期性瘫痪,好发于 20～40 岁的亚洲男性甲亢患者,也可能为甲亢首发的明显症状,以此就诊而诊断为甲亢。有低钾血症,主要累及下肢,出现肌无力,多在清晨起床时不能站立,发生跌倒,双下肢瘫痪,几十分钟至几小时后可恢复;有的反复发作。甲亢时少数患者还可出现甲亢性肌病、重症肌无力、胫前黏液性水肿,属于自身免疫病。

6.生殖系统

女性患者常有月经减少或闭经,有的到妇产科就诊而发现为甲亢;男性常有阳痿。

7.造血系统

循环血中淋巴细胞比例增加,白细胞总数及粒细胞数降低;偶有血小板数减少。

(二)体征

查体可见皮肤温暖潮湿,少数患者出现低热。收缩压可升高,脉压增大,出现颈动脉搏动、水冲脉等周围血管征。可有手颤或舌颤,病情严重者出现全身肌颤。部分患者有不同程度的甲状腺肿大及突眼。

1.眼征

部分患者出现突眼,出现上眼睑挛缩,睑裂增宽,眼球运动异常。突眼度<19 mm 者为非浸润性突眼,突眼度>19 mm 者为浸润性突眼,并可出现以下不同程度的眼征。

(1)Stellwag 征:瞬目减少,两眼炯炯发亮。

(2)Von Graefe 征:双眼向下看时,由于上眼睑不能随眼球下落,呈现白色巩膜。

(3)Joffroy 征:眼球向上看时,前额皮肤不能皱起。

(4)Mobius 征:双眼看近物时,眼球辐辏不良。

突眼严重者可出现眼内异物感、胀痛,畏光流泪,睡眠时眼睑不能闭合,并发角膜炎、复视、斜视等。

2.甲状腺肿

多数患者有不同程度的甲状腺肿大,尤其是在年轻患者,多呈弥漫性、对称性肿大,质地软,无压痛;久病者质地较韧,还可出现结节。桥本甲亢者的甲状腺质地韧;甲状腺癌者甲状腺质地硬,且伴有结节,边缘不规整,甲状腺周围可触及肿大的淋巴结。明显甲亢患者的甲状腺左右叶上下极可触及震颤,闻及血管杂音。

3.心脏体征

甲亢时心率快,第一心音亢进,少数患者,尤其是老年患者可出现房性心律失常或心房颤动。久病患者可出现心浊音界扩大,心尖区闻及收缩期杂音。

4.其他体征

有肠鸣音活跃或亢进;少数患者有胫前黏液性水肿,双侧胫骨前皮肤呈非凹陷性水肿,皮肤增粗、增厚。有肌病者出现肌无力、肌腱反射减弱。

六、实验室检查

(一)甲状腺功能测定

1.总甲状腺激素测定

总甲状腺激素(TT_3、TT_4)仅能代表血中的总甲状腺激素水平,受甲状腺素结合球蛋白(TBG)的影响,在典型甲亢时可明显升高;在亚临床甲亢时可以表现升高不明显。临床有影响 TBG 的因素(如妊娠、服用雌激素、肝病、肾病、低蛋白血症、使用糖皮质激素等)存在时,应测定游离甲状腺激素。

2.游离甲状腺激素测定

游离甲状腺激素（FT_3、FT_4）不受 TBG 影响，较 TT_3、TT_4测定能更准确地反映甲状腺的功能状态，是诊断甲亢的敏感指标。甲亢时明显升高，在亚临床甲亢时可有轻度升高，或在正常高限。

3.反 T_3 测定

反 T_3（rT_3）是 T_4 在外周组织的降解产物，其浓度的变化与 T_3、T_4维持一定比例，尤其与 T_4一致，是反映甲状腺功能的一项指标。在甲亢及复发的早期，仅有 rT_3 的升高。

（二）超敏 TSH（sTSH）测定

超敏 TSH 测定采用免疫放射分析法（IRMA）。甲亢时 sTSH 降低。采用免疫放射分析法测定 TSH 优于放射免疫法，其灵敏度为 $0.1\sim0.2$ mU/L，能测定出低于正常的值。近年来，采用免疫化学发光法（ICMA）测定，其灵敏度更高，sTSH 成为筛查甲状腺性甲亢的一线指标，甲状腺性甲亢时 TSH 通常小于 0.1 mU/L，由于其灵敏度高，在甲状腺激素水平正常或在正常高限时，TSH 水平已经有改变，sTSH 是诊断甲状腺性甲亢、亚临床甲亢的敏感指标。但是在垂体性甲亢时不降低或升高。

（三）甲状腺自身抗体测定

促甲状腺激素受体抗体（TRAb）包括甲状腺刺激抗体（TSAb）和甲状腺刺激阻断抗体（TSBAb）。

1.TRAb

应用放射受体法测定，是鉴别甲亢病因、诊断 Graves 病的指标之一。因 TRAb 中包括 TSAb 和 TSBAb 两种抗体，而检测到的 TRAb 仅能有针对地反映 TSH 受体的自身抗体的存在，不能反映这种抗体的功能。但是当 Graves 病 TSAb 升高时，TRAb 也升高。

2.TSAb

TSAb 是 Graves 病的致病性抗体，该抗体阳性提示甲亢的病因是 Graves 病，是诊断 Graves 病的重要指标之一。Graves 病时 TSAb 升高，反映了这种抗体不仅与 TSH 受体结合，而且这种抗体产生了对甲状腺细胞的刺激功能。阳性率在 $80\%\sim100\%$，对 Graves 病，尤其是早期甲亢有诊断意义；并且对判断病情活动、是否复发有意义，是甲亢治疗后停药的重要指标。TSAb 可以通过胎盘导致新生儿甲亢，所以对新生儿甲亢有预测作用。

(四)甲状腺球蛋白抗体(TgAb)和甲状腺过氧化物酶抗体(TPOAb)测定

TgAb 和 TPOAb 这两种抗体升高提示为自身免疫性甲状腺病。甲亢患者 TgAb 和 TPOAb 升高时,提示桥本甲亢。如此抗体长期持续阳性,提示患者有进展为自身免疫性甲减的可能。

(五)甲状腺球蛋白和降钙素测定

对于甲亢患者合并有甲状腺结节者,甲状腺 B 超疑有甲状腺结节恶变者,需测定这些抗体,升高时提示甲状腺结节有恶变的可能,需进一步检查。在甲状腺癌术后的患者甲状腺球蛋白升高,提示有癌肿复发的可能;血降钙素升高提示应排除甲状腺髓样癌。

(六)甲状腺摄^{131}I 率测定

^{131}I 摄取率是诊断甲亢的传统方法,甲亢时甲状腺摄^{131}I 率升高,且高峰前移,3 小时摄^{131}I 率＞25％,24 小时＞45％。做甲状腺摄^{131}I 率时应禁食含碘的食物和药物,孕妇和哺乳期妇女禁用此检查。目前由于甲状腺激素及 sTSH 测定技术的开展,大多数甲亢患者不需再做甲状腺摄^{131}I 率,但是在诊断亚急性甲状腺炎时甲状腺摄^{131}I 率测定具有重要的诊断意义。亚急性甲状腺炎伴甲亢时测定甲状腺激素水平升高但甲状腺摄^{131}I 率降低,是诊断亚急性甲状腺炎的特征性指标。

(七)甲状腺超声检查

甲状腺超声检查可明确甲状腺肿大的性质,是弥漫性肿大;还是结节性肿大,还可明确甲状腺内有无肿瘤、出血、囊肿等情况。

(八)甲状腺核素静态显像

对甲状腺肿大呈多结节性、呈单结节者或甲状腺有压痛疑诊为甲状腺炎等情况者,可进行甲状腺核素静态显像,明确甲状腺结节为凉结节,还是热结节,对高功能腺瘤的诊断有帮助。根据甲状腺摄取锝的情况,还可判断是否有桥本甲状腺炎、亚急性甲状腺炎的可能。甲状腺核素静态显像有助于胸骨后甲状腺肿的诊断,还对甲状腺结节的性质有一定的诊断价值。

(九)甲状腺 CT 或 MRI 检查

有助于甲状腺肿、异位甲状腺、甲状腺结节和甲状腺癌的诊断;还可明确突眼的原因、球后病变的性质,评估眼外肌受累的情况。

(十)血常规检查

周围血循环中淋巴细胞绝对值和百分比及单核细胞增多,但白细胞总数偏低。血小板寿命较短,可显示轻度贫血。

(十一)血生化检查

甲亢时可有血糖的轻度升高,有的患者处于糖耐量异常阶段;少数患者出现低血钾、肝功能异常及电解质紊乱。

七、诊断和鉴别诊断

(一)诊断

典型病例经详细询问病史,依靠临床表现即可拟诊。不典型病例、小儿、老人及亚临床甲亢患者,往往症状不明显,易被漏诊或误诊。

1.临床甲亢的诊断

具有以下表现时,应考虑诊断为甲亢。

(1)具有高代谢的症状,并具有相关的体征,如体重减轻、乏力、怕热出汗、低热、大便次数增多、手抖和肌颤、心动过速等。

(2)甲状腺呈不同程度的肿大,部分患者伴有甲状腺结节,少数患者无甲状腺肿大。

(3)甲状腺功能测定示 T_3、T_4、FT_3、FT_4、rT_3 升高。甲状腺性甲亢时 TSH 降低(一般<0.1 mU/L);下丘脑、垂体性甲亢时 TSH 升高。

2.Graves 病的诊断标准

(1)有临床甲亢的症状和体征。

(2)甲状腺呈弥漫性肿大,少数病例可无甲状腺肿大。

(3)测定甲状腺激素水平升高,TSH 降低。

(4)部分患者有不同程度的眼球突出和浸润性眼征。

(5)部分患者有胫前黏液性水肿。

(6)甲状腺 TSH 受体抗体(TRAb 或 TSAb)阳性。

以上标准中,前 3 项为诊断必备条件,后 3 项为诊断辅助条件。

3.其他类型甲亢

除了有甲亢的临床表现和甲状腺激素升高外,各种类型的甲亢具有其特点。

(1)桥本甲亢:甲状腺质地韧,TgAb、TPOAb 可明显升高。也有少数桥本甲状腺炎患者在早期因炎症破坏甲状腺滤泡,甲状腺激素漏出而呈一过性甲亢,可称为桥本假性甲亢或桥本一过性甲状腺毒症。此类患者虽然有甲亢的症状，TT_3、TT_4升高，但是甲状腺^{131}I摄取率降低，甲亢症状通常在短期内消失，甲状腺穿刺活检呈典型的桥本甲状腺炎的病理改变。

(2)高功能腺瘤：触诊发现甲状腺的单一结节，甲状腺核素静态显像有显著特征，显示"热结节"。

(3)结节性甲状腺肿伴甲亢：甲状腺肿大伴多结节，也可以表现为 T_3 型甲亢，如果具有有功能的结节，甲状腺核素静态显像可呈"热结节"，周围和对侧甲状腺组织受抑制或者不显像。

(4)甲状腺癌伴甲亢：甲状腺质地韧偏硬，可触及单一结节或多结节，且与周围组织有粘连，或伴有周围及颈部淋巴结肿大。有的查血降钙素升高，提示有甲状腺髓样癌的可能。甲状腺针吸活检有助于明确诊断。

在甲亢症状不典型或根据甲状腺功能结果不能确诊者，可做 TRH 兴奋试验：静脉应用 TRH 200 μg 后，TSH 不受 TRH 兴奋，提示为甲状腺性甲亢；还可做 T_3 抑制试验：试验前先做甲状腺摄^{131}I率，然后服 T_3 片 20 μg，每天 3 次，共服 7 天，服药后的甲状腺摄^{131}I率较服药前降低 50% 以下考虑甲亢，大于 50% 者可排除甲亢。

(二)鉴别诊断

1.甲状腺炎伴甲亢

(1)亚急性甲状腺炎伴甲亢：是在病毒等感染后发生了甲状腺炎，使甲状腺滤泡破坏，释放出甲状腺激素，出现一过性甲亢。患者出现发热、咽痛等上呼吸道感染的症状，甲状腺疼痛伴有局部压痛，检测甲状腺功能可升高，但甲状腺吸碘率降低，这是亚急性甲状腺炎伴甲亢的一个典型表现。在甲状腺毒症期过后可有一过性甲减，然后甲状腺功能逐渐恢复正常。

(2)安静型甲状腺炎：是自身免疫性甲状腺炎的一个亚型，甲状腺肿大不伴疼痛，大部分患者要经历一个由甲状腺毒症至甲减的过程，然后甲状腺功能恢复正常。

2.服用过多甲状腺激素所致甲亢

有服用过多甲状腺激素的病史，甲状腺可无肿大，测定甲状腺激素水平升高。通过测定甲状腺球蛋白可进行鉴别，外源甲状腺激素引起的甲状腺毒症甲状腺球蛋白水平很低或测不出，而甲状腺炎时甲状腺球蛋白水平明显升高。

3.神经官能症

此症患者多有精神受刺激史，睡眠差、多梦，重者失眠、可有精神障碍。由于长期睡眠少、食欲缺乏,可引起消化不良、体重减轻、消瘦,这些表现易与甲亢的症状相混淆,应及时检测甲状腺功能明确诊断。

4.嗜铬细胞瘤

由于肿瘤分泌肾上腺素、去甲肾上腺素增多,引起高代谢综合征如出汗、手抖、消瘦、乏力等,还可出现心动过速、神经精神症状,有时酷似甲亢,但嗜铬细胞瘤的主要表现为高血压,血压可呈阵发性升高,或呈持续性高血压阵发性加重,而无甲状腺肿及突眼。测甲状腺功能正常,血和尿儿茶酚胺升高,肾上腺影像学检查可以显示肾上腺肿瘤,以此可进行鉴别。

5.症状的鉴别

(1)消瘦:引起消瘦的原因很多,如恶性肿瘤、结核病、糖尿病、嗜铬细胞瘤等,应鉴别。

(2)低热:常见的伴有低热的疾病有结核病、恶性肿瘤晚期、风湿病、慢性感染等。

(3)腹泻:常见于溃疡性结肠炎、慢性肠炎、肠道激惹综合征等疾病。

(4)心律失常:应与冠心病、风湿性心脏病、高血压性心脏病、心肌病、肺心病等相鉴别。

6.体征的鉴别

(1)脉压增大:应与高血压、主动脉瓣关闭不全、贫血等鉴别。

(2)突眼:单侧突眼者应排除眶内肿瘤;双侧突眼应与肺心病等疾病相鉴别。

(3)甲状腺肿:应与单纯性甲状腺肿、结节性甲状腺肿、桥本甲状腺炎、甲状腺肿瘤等相鉴别。

八、治疗

包括一般治疗、抗甲状腺药物及辅助药物治疗、放射性^{131}I治疗及手术治疗。应根据患者的具体情况,选用适当的治疗方案。

(一)一般治疗

应予适当休息。饮食要补充足够热量和营养,包括糖、蛋白质和B族维生素等。精神紧张、不安或失眠者,可给予安定类镇静剂。禁食含碘食物如海带、紫菜等。

(二)药物治疗

1.抗甲状腺药物的治疗

(1)适应证:①病情轻、甲状腺轻中度肿大的甲亢患者;②年龄在20岁以下,妇女妊娠期、年迈体弱或合并严重心、肝、肾等疾病而不宜手术者;③重症甲亢、甲状腺危象的治疗;④甲亢的术前准备;⑤甲状腺次全切除后复发而不宜用^{131}I治疗者;⑥作为放射性^{131}I治疗前的辅助治疗;⑦经放射性^{131}I治疗后甲亢复发者。

(2)常用药物有以下几种。①硫脲类:甲硫氧嘧啶(MTU)及丙硫氧嘧啶(PTU);②咪唑类:甲巯咪唑(MMI)、卡比马唑(CMZ)。这些抗甲状腺药物都能抑制甲状腺素的合成,抑制甲状腺过氧化物酶活性,抑制碘化物形成活性碘,影响酪氨酸残基碘化,抑制碘化酪氨酸耦联形成碘甲状腺原氨酸;抗甲状腺药物还可抑制免疫球蛋白的生成,使甲状腺中淋巴细胞减少,TSAb下降。PTU还在外周组织抑制脱碘酶从而阻抑 T_4 向 T_3 的转换,所以在重症甲亢及甲状腺危象时首选应用。

(3)剂量与疗程:长程治疗分初治期、减量期及维持期,按病情轻重决定剂量。①初治期:MTU 或 PTU 300～450 mg/d 或 MMI、CMZ 30～40 mg/d,分2～3 次口服,妊娠期甲亢患者以选择 PTU 为宜。服药至症状减轻后酌情减量至常规剂量。初治期治疗至症状缓解或 T_3、T_4、FT_3、FT_4、rT_3 恢复正常或接近正常时即可减量,进入减量期。②减量期:根据病情及症状控制情况每2～4周减量1次。MTU 或 PTU 每次减 50～100 mg,MMI 或 CMZ 每次减 5～10 mg。待症状完全消除,体征明显好转后根据甲状腺激素水平调整用药剂量,逐渐减量至最小维持量。③维持量期:经逐渐减少药物剂量后,患者的病情比较稳定,药物剂量服用较长时间调整很小,此时则进入维持量期,MTU 或 PTU 50～100 mg/d,MMI 或 CMZ 5～10 mg/d,如此治疗至甲状腺功能较长期稳定在正常水平,以至停药。疗程中除非有较严重反应,一般不宜中断,并定期随访。

(4)不良反应及处理。①粒细胞减少:是常见的不良反应,发生率较高,所以在治疗过程中应经常检测血常规,如白细胞数低于 $3.0×10^9$/L 或中性粒细胞数低于 $1.5×10^9$/L 则应考虑停药,并应加强观察,试用升白细胞药物如维生素 B_4、鲨肝醇、利血生等,必要时给予泼尼松 30 mg/d 口服。粒细胞缺乏伴发热、咽痛、皮疹时,须立即停药抢救,应用重组人粒细胞集落刺激因子(GRAN),使白细胞数上升后再继续用药或改用另一种抗甲状腺药物,或改用其他治疗方案。②药疹:较常见,可用抗组胺药控制,不必停药,但应严密观察,如皮疹加重,则应立即停药,以免发生剥脱性皮炎。③中毒性肝病:其发生率 0.1%～0.2%,多在用药后 3 周左右发生,表现为变态反应性肝炎,转氨酶升高。用药所致的肝功能损害应与甲亢本身所致的转氨酶升高相鉴别,所以在应用抗甲状腺药物前应先检测肝功能,以区别肝功能损害是否为抗甲状腺药物所致。还有罕见的 MMI 导致的胆汁淤积性肝病,在停药后可逐渐恢复正常。如出现重症肝炎,应立即停药抢救。④血管炎:罕见,由抗甲状腺药物引起的药物性狼疮,查抗中性粒细胞胞质抗体(ANCA)阳性。多见于中年女性患者,表现为急性肾功能异常,关节炎,皮肤溃疡,血管炎性皮疹等。停药后多数患者可恢复;少数严重病例需要应用大剂量糖皮质激素、免疫抑制剂或血液透析治疗。

(5)停药的指征:甲亢经用药物治疗完全缓解后何时停药,应考虑以下指标:甲亢的症状消失,突眼、甲状腺肿等体征得到缓解;检测甲状腺功能已多次正常,T_3、T_4、FT_3、FT_4、rT_3等长期稳定在正常范围;sTSH 恢复正常且稳定;TSAb 下降至正常。

(6)甲亢复发:复发主要指甲亢经药物治疗后病情完全缓解,在停药后又有复发者。复发主要发生在停药后的第 1~2 年,3 年后复发率降低。甲亢复发后要寻找复发的诱因,以控制诱因,并可继续药物治疗。对药物治疗有不良反应者,或不能坚持服药者,应考虑改用放射性^{131}I 治疗或手术等其他治疗。达到以上指标后再停药,停药后复发率小。

2.其他药物治疗

(1)碘剂:能抑制甲状腺激素从甲状腺释放,能减少甲状腺充血,但作用为暂时性的。于给药后 2~3 周症状逐渐减轻,但以后又可使甲亢症状加重,并影响抗甲状腺药物的疗效。所以仅适用于:①甲状腺手术前的准备;②甲状腺危象的治疗;③甲亢患者接受急诊外科手术。碘剂通常与抗甲状腺药物同时应用。控制甲亢的碘剂量大约为 6 mg/d;或复方碘溶液(Lugol 液)3~5 滴口服,每天 3 次。

(2)普萘洛尔:不仅作为 β 受体阻滞剂用于甲亢初治期(每次 10~20 mg,每天 3~4 次),而且还有阻抑 T_4 转换成 T_3 的作用,近期改善症状疗效显著。此药可与碘剂等合用于术前准备,也可用于^{131}I 治疗前后及甲状腺危象时。哮喘患者禁用,可用阿替洛尔、美托洛尔代替。

(3)碳酸锂:可以抑制甲状腺激素分泌。但是与碘剂不同,不干扰甲状腺对放射性碘的摄取,主要用于对抗甲状腺药物和碘剂均过敏者,由于不良反应大,仅适于临时、短期应用控制甲亢。300~500 mg,每8 小时给药 1 次。

(4)促进白细胞增生药:主要用于有白细胞数减少的甲亢患者,常用的有以下几种。①维生素 B_4:是核酸的组成成分,参与 RNA 和 DNA 的合成,能促进白细胞的增生;口服,每次 10~20 mg,每天 3 次。②鲨肝醇:有促进白细胞增生及抗放射作用；口服，每次 50 mg，每天 3 次。③利血生：为半胱氨酸的衍生物，能促进骨髓内粒细胞的生长和成熟，刺激白细胞及血小板增生；口服，每次 20 mg，每天 3 次。④重组人粒细胞集落刺激因子：主要刺激粒细胞系造血祖细胞的增殖、分化、成熟与释放。作用迅速，一般用于白细胞计数 $<3.0\times10^{9}$/L 时，此时应停用抗甲状腺药物。每天 75 μg 皮下注射，发生变态反应者禁用。用促进白细胞增生药应定期监测血常规。

(5)甲状腺激素：甲亢治疗过程中加用甲状腺素主要为预防药物性甲减，甲状腺素可反馈抑制 TSH 的分泌，防止甲状腺肿大和突眼，一般在抗甲状腺药物减量阶段应用。治疗中如症状缓解而甲状腺肿或突眼反而加重时，抗甲状腺药物可酌情减量，并可加用甲状腺片 40～60 mg/d 或 L-T_4 12.5～50 μg/d，以后根据患者的具体病情决定抗甲状腺药物和甲状腺素的剂量。有的患者在加用甲状腺素后突眼和甲状腺肿得到缓解，而有些患者则在甲状腺素用量过大后会导致心悸、出汗、甲亢症状加重等，此时需停用甲状腺素，调整抗甲状腺药物剂量。

(三)放射性[131]I 治疗

放射性[131]I 能被甲状腺高度摄取，[131]I 释放出 β 射线对甲状腺有毁损效应，使甲状腺滤泡上皮破坏而减少甲状腺素的分泌，同时还可抑制甲状腺内淋巴细胞的抗体生成，达到治疗甲亢的目的。

1.适应证

(1)成人 Graves 甲亢伴甲状腺肿大Ⅱ度以上。

(2)应用抗甲状腺药治疗失败或复发或对药物过敏者。

(3)甲亢手术治疗后复发者。

(4)伴有甲亢性心脏病或伴其他病因的心脏病的甲亢患者。

(5)甲亢合并白细胞数减少或全血细胞数减少者。

(6)老年甲亢。

(7)甲亢合并糖尿病。

(8)毒性多结节性甲状腺肿。

(9)自主功能性甲状腺结节合并甲亢。

2.相对适应证

(1)青少年和儿童甲亢，应用抗甲状腺药物治疗失败或复发，而不适宜手术者。

(2)甲亢合并肝、肾等脏器功能损害。

(3)轻度和稳定期的中度浸润性突眼的甲亢患者。

3.禁忌证

妊娠及哺乳期妇女禁用;严重心、肝、肾衰竭者;肺结核患者;重症浸润性突眼及甲状腺危象等患者禁用。

4.放射性^{131}I治疗的并发症

主要的并发症为甲减,早期由于腺体破坏,后期由于自身免疫反应所致。一般在治疗后第1年的发生率为4%～5%,以后每年递增1%～2%。另外,可有放射性甲状腺炎等并发症。

5.注意事项

青少年甲亢患者在甲亢初治时,尽量不首先选用放射性^{131}I治疗,防止导致永久性甲减。

由于采用放射性^{131}I治疗较采用药物治疗简单、方便,减少了长期服药的麻烦,近年来采用放射性^{131}I治疗的患者明显增多,治疗较安全,疗效明显。重症甲亢患者在行放射性^{131}I治疗前需用抗甲状腺药物治疗,控制甲亢,防止在放射性^{131}I治疗未显效前发生甲状腺危象。

(四)手术治疗

实行甲状腺次全切除术可使甲亢的治愈率达到70%左右。

1.适应证

(1)中、重度甲亢,长期服药效果不佳。

(2)停药后复发或不能坚持长期服药,甲状腺明显肿大者。

(3)甲状腺巨大有压迫症状者。

(4)胸骨后甲状腺肿伴甲亢。

(5)多结节性甲状腺肿伴甲亢者。

(6)疑似与甲状腺癌并存者。

(7)儿童、青少年甲亢应用抗甲状腺药物治疗失败或效果差者。

2.禁忌证

伴有重症突眼的Graves病患者,严重心、肝、肾衰竭不能耐受手术者,妊娠早期及晚期以及轻症患者禁忌手术治疗。

3.术前准备

进行手术前必须用抗甲状腺药物充分治疗至症状控制,心率在80次/分左右,T_3、T_4、FT_3、FT_4、rT_3在正常范围。手术前2周开始加服复方碘溶液,每次3～5滴,每天1～3次,术前1～2天停药。

4.手术治疗的并发症

(1)永久性甲减:由于手术损伤、Graves病本身的自身免疫性损伤所致。

(2)甲状旁腺功能减退:手术中甲状旁腺部分损伤或供应血管损伤可导致一过性甲状旁腺功能减退,以后可逐渐恢复;如为甲状旁腺误切或大部分损伤,则可导致永久性甲状旁腺功能减退。

(3)喉返神经损伤:单侧损伤表现为发音困难、声音嘶哑;双侧损伤可出现气道阻塞,需要紧急处理。

(4)手术创口出血、感染。

(5)甲状腺危象:多由于术前准备不充分所致。术后短时间内出现甲亢症状加重,还可出现肺水肿、心功能不全、休克等,需立即抢救。

九、甲亢特殊的临床类型及诊治

甲亢时还有一些特殊的临床表现和类型,应予重视;根据病情选择合理的治疗方案。

(一)甲状腺危象

也称甲亢危象,是甲亢急性加重的临床综合征。

1.常见的诱因

(1)甲状腺危象多发生在甲亢未得到及时治疗的患者,尤其是在夏季、高温作业等,患者出汗多,脱水重。

(2)重症甲亢患者,未经药物治疗控制甲亢病情就进行放射性^{131}I治疗,在放射性碘治疗后,放射性^{131}I还未发挥作用、未控制过高的甲状腺激素水平而发生甲状腺危象。

(3)在感染、劳累、应激、急性胃肠炎、脱水、严重精神创伤等诱因情况下发生甲状腺危象。

(4)严重的躯体疾病:如充血性心力衰竭、低血糖症、败血症、脑血管意外、急腹症或重度创伤等。

(5)口服过量的甲状腺激素制剂。

(6)甲亢患者未进行充分的术前准备,未应用足够的抗甲状腺药物治疗,甲状腺功能仍明显升高就行甲状腺手术者,手术时使已合成的甲状腺激素释放到血循环中,使血中的甲状腺激素水平进一步升高,在术后短时间内就发生甲状腺危象,多见于老年人。近年来由于对甲亢的深入认识,大多数需要行手术治疗的甲亢患者,在术前都作了充分准备,已很少有此种现象发生。

2.发病机制

甲状腺危象的发生与血中的甲状腺激素水平明显升高有重要关系。甲亢时血中的甲状腺激素水平明显升高,其中 FT_3、FT_4 的升高速度比其浓度的升高更为重要,短期内具有生物活性的游离甲状腺激素水平升高是导致甲状腺危象发生的重要因素。甲亢时内环境发生紊乱,机体对甲状腺激素的耐受性下降,高水平甲状腺激素的作用更加明显。过多的甲状腺激素使肾上腺素能受体数目增加,使肾上腺素能神经兴奋性增高,导致儿茶酚胺的反应性增强,进一步刺激了甲状腺激素的合成和释放,表现出过高的甲状腺激素在各系统的作用。

3.临床表现

原有的甲亢症状加重,并且伴有高热,体温＞39 ℃,心率＞140 次/分,血压可升高或降低。患者神情紧张,烦躁不安,呼吸急促,大汗淋漓,全身乏力。出现全身肌颤、手颤,并伴有恶心、呕吐、腹泻,体重较前明显减轻。部分患者出现心律失常如心房颤动、频繁期前收缩等。由于短时间内甲状腺激素的迅速升高,使心率明显增快,多数患者,尤其是年龄较大的患者都伴有不同程度的心功能不全,双肺闻及湿啰音或满布干湿啰音,出现心源性哮喘、肺水肿、急性左心衰竭的表现。甲状腺危象患者如未得到及时诊断和治疗,在短时间内会出现血容量减少、血压下降、休克,甚至昏迷。如不及时抢救,死亡率高。

4.诊断

根据患者既往的甲亢病史及就诊时的临床表现,诊断一般不难。甲状腺激素水平明显升高,甲状腺性甲亢时 TSH 明显降低,白细胞总数及中性粒细胞数常升高。

但是对于无甲亢诊治史的患者,诊断甲状腺危象主要根据临床表现;根据临床表现考虑为甲状腺危象时,可以抽血送检进行甲状腺功能、血常规等必要的检查;但是在危重患者,可能没有时间等待甲状腺功能的结果,应立即进行输液、吸氧、用药等抢救措施,抓住抢救时机,挽救患者的生命。

甲状腺危象时的甲状腺功能测定示甲状腺激素水平明显升高,但病情轻重与血甲状腺激素浓度无平行关系,所以仅根据甲状腺激素水平不能判断是否存在甲状腺危象,诊断主要依靠临床表现。

5.治疗

甲亢患者病情加重,一旦发生危象则急需抢救。

(1)抑制甲状腺激素合成:是治疗甲状腺危象的重要抢救措施。首选 PTU,能抑制 T_4、T_3 合成和由 T_4 转化为 T_3。首次剂量 600 mg 口服或经胃管注入,如无 PTU 时可用等量 MMI 60 mg。后续用 PTU 每次 200 mg 或 MMI 每次 20 mg,每天口服 3 次,待症状控制后减量至常用治疗量。

(2)抑制甲状腺激素释放:病情严重者在服 PTU 1 小时后使用碘剂,复方碘溶液 5 滴,每 6 小时 1 次;或用碘化钠 0.5～1.0 g,加入 500 mL 液体中静脉滴注,第一个 24 小时可用 1～3 g,要避光静脉滴注。

(3)降低周围组织对甲状腺激素的反应:选用肾上腺素能阻滞剂,如无心功能不全和哮喘者,可用大剂量普萘洛尔 20～30 mg,每 6～8 小时口服 1 次,或 1 mg 经稀释后缓慢静脉注射,视需要可间断给予 3～5 次。但应从小剂量开始,监测心率并注意窦房结功能,防止心率过慢;发生心功能不全者停用,及时监测心率及血压。

(4)拮抗应激:应用糖皮质激素能抑制甲状腺激素的释放,降低周围组织对甲状腺激素的反应,并增强机体的应激能力。可给予氢化可的松 50～100 mg,加入液体中静脉滴注,每 6～8 小时 1 次;或用地塞米松 5 mg 加入液体中静脉滴注,每天 2～3 次。

(5)液体疗法:甲状腺危象时患者出现高热、出汗多、呕吐、腹泻等,使体液量丢失过多,造成脱水,甚至血压低,所以在应用抗甲状腺药物进行治疗的同时,需立即给予补液。可以先给予 5% 葡萄糖盐水静脉滴注,根据患者失水的程度及心功能的情况决定补液量。如果有尿,无肾功能不全,可以给予 10% 氯化钾加入液体中静脉滴注。测定血电解质,纠正低钠、低钾血症等。有低血糖者,可以应用 10% 葡萄糖液静脉滴注,也可将 50% 葡萄糖 40～60 mL 加入等渗液体中静脉滴注。开通静脉通道,有利于静脉滴注糖皮质激素、碘剂等。静脉滴注碘剂时需配制成 3‰ 浓度,避光静脉滴注。

(6)对症治疗:高热者可给予物理降温或药物降温,试用异丙嗪、哌替啶各 50 mg 静脉滴注;供氧;同时监护心、肾等功能。甲状腺危象时多数患者有不同程度的心功能不全,在给予抗甲状腺药物治疗的同时,急性左心衰竭时需高流量吸氧,根据病情选择急救药如哌替啶(25～50 mg)或吗啡(5 mg)静脉应用;急性肺水肿可选用快速利尿剂如呋塞米 20～40 mg 或血管扩张剂等,注意改善微循环。防治感染,由感染诱发者,需针对感染的类型选择有效的抗菌药物。监测血电解质及血气分析结果,纠正电解质、酸碱平衡紊乱。及时处理各种并发症。

6.甲状腺危象的预防

甲状腺危象一旦发生,死亡率较高;尤其是在老年人,伴有高血压、冠心病、心肾功能不全的患者,其死亡率更高,所以关键在于预防。防止甲状腺危象发生的预防措施有以下几种。

（1）出现心悸、烦躁、怕热多汗、食欲亢进、消瘦乏力等症状时，应及时就诊，得到早期诊治。

（2）已经诊断为甲亢的患者，应在专业医师指导下进行规律的有效治疗，尽早控制病情。

（3）应用口服抗甲状腺药物治疗的甲亢患者，应按时服药和随诊，不能随意停药，防止甲亢复发，导致甲状腺危象的发生。

（4）甲亢患者在发生感染、创伤、施行手术、应激等情况时，要及时监控甲亢病情，根据病情程度调整用药，防止危象发生。

（5）在炎热天气、高温作业、长途旅行等情况时，要注意水分的补充，防止脱水，并合理用药控制甲亢。

（6）甲亢手术治疗前应用抗甲状腺药物做好术前准备；重症甲亢行放射性^{131}I治疗前先用抗甲状腺药物控制病情。

（二）甲状腺毒症性心脏病

1.发病机制

甲状腺毒症时甲状腺激素分泌增多，对心脏有 3 个作用：①增强心脏 β 受体对儿茶酚胺的敏感性；②直接作用于心肌收缩蛋白，增强心肌的正性肌力作用；③继发于甲状腺激素分泌增多的外周血管扩张，血管阻力下降，心脏输出量代偿性增加。上述作用导致心动过速、心脏排出量增加、心房颤动和心力衰竭。多见于长期甲亢未得到很好控制的患者或老年甲亢患者。

2.临床表现

除典型的甲亢表现外，可以出现心界扩大、心脏杂音，有的出现心律失常，以心房颤动、房性期前收缩为常见。甲亢长期得不到控制者，心律失常不易纠正，易发生甲亢性心肌病、心肌损害、心力衰竭。

心力衰竭分为两种类型：一类是心动过速和心脏排出量增加导致的心力衰竭，主要发生在年轻甲亢患者。此类心力衰竭非心脏泵衰竭所致，而是由于心脏高排出量后失代偿引起，称为"高心脏排出量型心力衰竭"。常随甲亢控制，心力衰竭恢复。另一类是诱发和加重已有的或潜在的缺血性心脏病发生的心力衰竭，多发生在老年患者。此类心力衰竭是心脏泵衰竭。心房颤动也是影响心脏功能的因素之一。10％～15％甲亢患者可发生心房颤动。甲亢患者发生心力衰竭时，30％～50％与心房颤动并存。

3.治疗

(1)应用抗甲状腺药物治疗:立即给予足量抗甲状腺药物,控制甲状腺功能至正常。

(2)^{131}I治疗:经抗甲状腺药物控制甲状腺毒症症状后,尽早给予放射性^{131}I破坏甲状腺组织,控制甲亢,防止高甲状腺激素对心脏的进一步影响。为防止放射性损伤后引起的一过性高甲状腺激素血症加重心脏病变,给予^{131}I的同时可给予β受体阻滞剂保护心脏;^{131}I治疗后2周恢复抗甲状腺药物治疗,等待^{131}I发挥作用;^{131}I治疗后要监测甲状腺功能,如甲状腺激素水平仍高于正常,要应用抗甲状腺药物治疗,严格控制甲状腺功能在正常范围;如果发生^{131}I治疗后甲减,应用尽量小剂量的L-T_4控制血清TSH在正常范围,避免过量。

(3)β受体阻滞剂:普萘洛尔可以控制心动过速,减少心脏耗氧,适用于心率快、交感神经兴奋性增强的患者。

(4)心房颤动的治疗:对于甲亢伴有快速心房颤动者,给予β受体阻滞剂可有助于控制心率,减少心肌耗氧,如应用美托洛尔25～50 mg,每天1～2次,也可应用抗心律失常药物如普罗帕酮等。对于有心力衰竭的慢性心房颤动,也可应用小剂量的洋地黄制剂,如地高辛0.125～0.25 mg/d,减慢心率,纠正心功能。

(5)心力衰竭的治疗:处理甲亢合并的充血性心力衰竭的措施与未合并甲亢者相同,但是纠正的难度加大。给予吸氧;减少回心血量,肺水肿者需用呋塞米20～40 mg,或应用血管扩张剂酚妥拉明等。在减少外周阻力的情况下,可应用洋地黄制剂,纠正心力衰竭。

(三)淡漠型甲亢

多见于老年患者。起病隐匿,临床症状较轻,无明显眼征和甲状腺肿。表现为表情淡漠、嗜睡、反应迟钝等,不易诊断。但大部分患者有心悸头晕,体重减轻、消瘦乏力。还可有腹泻、厌食,可伴有心房颤动、肌病等。所以在老年人,短时期内出现不明原因的消瘦,由便秘转成稀便,近期出现的心房颤动,由良好睡眠到睡眠差等,应考虑有甲亢的可能。根据甲状腺功能,判断甲亢的病情轻重,决定抗甲状腺药物的剂量。

(四)T_3型甲状腺毒症

多见于结节性甲状腺肿、自主高功能性腺瘤、淡漠型甲亢或缺碘地区的甲亢患者。由于甲亢时T_3和T_4生成的比例失调,T_3产生量过多。症状较轻,可能仅有乏力、心悸、大便次数增多等表现;也可能有部分甲亢症状,但是大多数体重无明显减轻。查 TT_3、FT_3 升高,而 TT_4、FT_4 正常。甲状腺摄^{131}I率正常或偏高,但不受外源性 T_3 抑制。治疗此型甲亢时,抗甲状腺药物的剂量应适当减少,治疗疗程可能不如 Graves 病长,需根据病情及时调整药量,防止发生甲减。

(五)亚临床甲亢

多见于甲亢早期或发生在结节性甲状腺肿、甲状腺毒性腺瘤早期。可无明显甲亢症状,测定 T_3、T_4、FT_3、FT_4 在正常高限或高于正常,TSH 降低。根据 TSH 降低的程度,划分为:①TSH 部分抑制,血清 TSH 在 $0.1\sim0.4$ mU/L;②TSH 完全抑制,血清 TSH<0.1 mU/L。遇到有不典型甲亢症状的患者,及时查甲状腺功能,还可测定 TRAb,可以早期诊断亚临床甲亢,防止发展为临床甲亢。

诊断亚临床甲亢时需排除其他原因引起的 TSH 降低,如下丘脑-垂体疾病、非甲状腺疾病、外源性甲状腺激素替代治疗等情况。早期诊断甲亢治疗相对容易,仅需要应用口服抗甲状腺药物就可控制,应用剂量较小,疗程较短。

(六)妊娠与甲亢

1.妊娠一过性甲状腺毒症

GTT 在妊娠妇女的发生率是 $2\%\sim3\%$。本病发生与人绒毛膜促性腺激素(HCG)的浓度增高有关。HCG 与 TSH 有相同的 α 亚单位、相似的 β 亚单位和受体亚单位,所以 HCG 对甲状腺细胞 TSH 受体有轻度的刺激作用。本症血清 TSH 水平减低、FT_4 或 FT_3 增高。

临床表现为甲亢症状,妊娠期的体重增加可掩盖甲亢所致的体重减轻,同时还由于妊娠期的生理性高代谢综合征、高雌激素血症所致的 TBG、T_3、T_4 升高,给甲亢的诊断带来困难。如患者有心悸、乏力、四肢近端消瘦,体重不随妊娠月份而相应增加,应疑诊甲亢,做甲状腺功能检查明确诊断。病情的程度与血清 HCG 水平增高程度相关,但是无突眼症状,甲状腺自身抗体阴性。严重病例出现剧烈恶心、呕吐,体重下降 5% 以上,严重时出现脱水和酮症,也称为妊娠剧吐一过性甲亢。多数病例仅需对症治疗,严重病例需要短时间应用抗甲状腺药物治疗。

2.妊娠 Graves 病的诊断

妊娠期具有生理性甲状腺素分泌增多的阶段,可出现甲状腺肿和相应的高代谢综合征,由于甲状腺激素结合球蛋白升高,血 TT_3、TT_4 也可相应升高,与 Graves 病相似,对于甲亢的诊断相对困难。此时需结合以下征象考虑为 Graves 病:①有心悸,出汗多,手颤,大便次数增多,体重不随妊娠月份而相应增加,四肢近端消瘦,乏力等症状;②查体示甲状腺肿大,甲状腺区闻及血管杂音,或有不同程度的突眼,有肌震颤等;③甲状腺功能示 FT_3、FT_4 升高,TSH 降低;④血清 TRAb 或 TSAb 升高。

3.甲亢与妊娠

未控制的甲亢使妊娠妇女流产、早产、先兆子痫、胎盘早剥等病症的发生率增高;早产儿、胎儿宫内生长迟缓、足月小样儿等的危险性升高。母体的甲状腺刺激抗体(TSAb)可以通过胎盘刺激胎儿的甲状腺引起胎儿或新生儿甲亢。所以,如果患者甲亢未控制,建议不要妊娠;如果患者正在接受抗甲状腺药物(ATD)治疗,血清 TT_3 或 FT_3、TT_4 或 FT_4 达到正常范围,停 ATD 后可以怀孕;如果患者为妊娠期间发现甲亢,或在妊娠前患甲亢已控制良好而在妊娠期间甲亢复发者,在告知妊娠及胎儿可能存在的风险后,如患者选择继续妊娠,则首选抗甲状腺药物如 PTU 治疗;病情不能控制并有手术指征者,可考虑在妊娠 4~6 个月期间手术治疗。妊娠期间应监测胎儿发育。有效地控制甲亢可以减少高甲状腺激素对胎儿的影响。

4.妊娠期的 ATD 治疗

一过性甲亢患者有的仅需对症治疗;有明显的甲亢表现、血甲状腺激素水平明显升高者需要应用抗甲状腺药物治疗。因为 PTU 与血浆蛋白结合比例高,胎盘通过率低于 MMI,PTU 通过胎盘的量仅是 MMI 的 1/4;另外 MMI 所致的皮肤发育不全较 PTU 多见,所以治疗妊娠期甲亢优先选择 PTU,MMI 可作为第二线药物。ATD 治疗妊娠期甲亢的目标是使用最小有效剂量的 ATD,在尽可能短的时间内达到和维持血清 FT_4 在正常值的上限,避免 ATD 通过胎盘影响胎儿的脑发育。起始剂量 PTU 50~100 mg,每天3 次口服,监测甲状腺功能,及时减少药物剂量。治疗初期每2~3 周检查甲状腺功能,以后延长至3~4 周。血清 FT_4 达到正常后数周 TSH 水平仍可处于抑制状态,因此 TSH 水平不能作为治疗时的监测指标。根据甲状腺激素水平的控制,逐渐减少 ATD 剂量;而不主张合并应用 $L\text{-}T_4$ 同时增加 ATD 的剂量。如果 ATD 治疗效果不佳,或对 ATD 过敏,或者甲状腺肿大明显,需要大剂量 ATD 才能控制甲亢时可以考虑手术治疗。手术时机一般选择在妊娠 4~6 个月;不适宜在妊娠早期和晚期行手术治疗,因为容易引起流产。β受体阻滞剂如普萘洛尔与自发性流产有关,还可能引起胎儿宫内生长迟缓、产程延长、新生儿心动过缓等并发症,故应慎用或不用。

5.哺乳期的 ATD 治疗

近20 年的研究表明,哺乳期 ATD 的应用对于后代是安全的,哺乳期使用 PTU 150 mg/d 或 MMI 10 mg/d对婴儿脑发育没有明显影响,但是应当监测婴

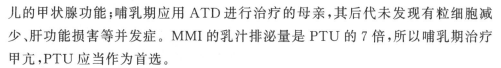

儿的甲状腺功能;哺乳期应用 ATD 进行治疗的母亲,其后代未发现有粒细胞减少、肝功能损害等并发症。MMI 的乳汁排泌量是 PTU 的 7 倍,所以哺乳期治疗甲亢,PTU 应当作为首选。

6.妊娠期和哺乳期妇女禁用^{131}I 治疗甲亢

育龄妇女在行^{131}I 治疗前一定要确定未孕。如果选择^{131}I 治疗,治疗后的 6 个月内应当避免怀孕。

(七)新生儿甲亢

本病的患病率为 1‰～2‰。一项 230 例 Graves 病妊娠报告,新生儿甲亢的发生率是 5.6%。Graves 病母亲的 TSAb 可以通过胎盘到达胎儿,引起新生儿甲亢。TRAb 的滴度超过 30%或 TSAb 明显升高时容易发生本病。有的母亲其甲亢已经得到控制,但是由于血循环中 TSAb 存在,依然可以引起新生儿甲亢。妊娠 25～30 周时胎儿的胎音＞160 次/分提示本病。新生儿甲亢一般在出生后数天发作。表现为易激惹,皮肤潮红,高血压,体重增加缓慢,甲状腺肿大,突眼,心动过速,黄疸,心力衰竭。诊断依赖新生儿血清 TT_4、FT_4、TT_3 的增高。新生儿甲亢呈一过性,随着抗体消失,疾病自发性缓解,临床病程一般在 3～12 周。

新生儿甲亢一经诊断,需要用 ATD 治疗,目的是尽快降低新生儿循环血内的甲状腺激素浓度。PTU 5～10 mg/(kg·d)或 MM 0.5～1.0 mg/(kg·d)。如心率过快,可应用普萘洛尔 1～2 mg/d,减慢心率和缓解症状。根据病情调整 ATD 剂量。

(八)胫前黏液性水肿

在甲亢中不多见。少数甲亢患者在双胫骨前出现皮肤增厚、变粗、水肿,可有大小不等的斑块或结节,与 Graves 病同属于自身免疫病。随着应用抗甲状腺药物控制甲亢,水肿可逐渐消失,仅少数可留有皮肤粗厚。

(九)Graves 眼病(GO)

患者出现突眼,眼部肿痛,畏光流泪,并可出现复视或斜视;严重者出现眼球活动受限,眼睑闭合不全,角膜外露可发生角膜溃疡。GO 可与甲亢同时发生,也可在甲亢之后,有的患者合并亚临床甲亢;仅有少数患者有突眼而甲状腺功能正常,称之为甲状腺功能正常的 GO。

十、甲亢的个体化治疗方案选择

(一)新发病的甲亢

对新发病者,要根据年龄、有无突眼,甲状腺肿大程度以及病情轻重来选择治疗方案。

1.年轻的、未婚的轻中度甲亢患者

初诊甲亢时,多采用口服抗甲状腺药物治疗。因为应用口服药物可以根据病情轻重变化及时调整剂量,使甲亢逐渐控制以至停药。治疗时间不太长者,一般不导致甲减。如果采用放射性^{131}I治疗,甲亢可以治愈,但是如果剂量不当,有导致甲减的可能,以后需要长期补充甲状腺激素;在需要生育时还要考虑甲状腺激素补充的问题,并需要长期监测甲状腺功能。

口服ATD治疗时应防止服药时间过长而未调整剂量,发生甲状腺功能减退,使突眼及甲状腺肿加重。长程治疗对轻、中度患者的缓解率约为60%;短程治疗的缓解率约为40%。

2.已婚、已育的甲亢患者

初诊甲亢时,根据患者的具体情况选择治疗方案。Graves病患者,尤其是条件受限制,不能经常到医院复诊及检查者,或不能坚持长期服药及监测甲状腺功能等指标者,非桥本甲亢、无重症浸润性突眼、无碘过敏者,可以选择放射性^{131}I治疗。

病情中度或轻症者,可以选择应用口服抗甲状腺药物治疗,因为有些甲亢患者,尤其是桥本甲亢患者,用药短时间内甲状腺功能就恢复正常,如选择应用放射性^{131}I治疗,可能在较小剂量时就可能出现甲减。开始可服用MTU或PTU 6片/天,待症状减轻后逐渐减量。伴有明显突眼的患者,初始治疗宜先选用口服抗甲状腺药物,经用药物突眼有所减轻,如不能坚持长期服药,或有抗甲状腺药物所致白细胞减少或肝功能损害者,可以再选择放射性^{131}I治疗。甲状腺明显肿大有压迫症状、有甲状腺高功能腺瘤或有甲状腺结节伴甲亢者,可以在应用抗甲状腺药物治疗控制甲亢后行手术治疗。

3.重症甲亢患者

需要先应用抗甲状腺药物控制甲亢的病情,待病情缓解后可以继续口服药物治疗,也可以根据病情选择放射性^{131}I治疗。口服药宜选择PTU,因其药物起效快,控制症状作用明显。剂量为每天8~12片,个别重症或甲状腺危象前期患者初始药物剂量可达每天12~15片。

4.桥本甲亢患者

桥本甲亢表现为甲状腺质地韧,血中TgA、TPOAb可明显升高。初发甲亢时血甲状腺激素水平也可明显升高,但是应用ATD治疗后,在较短时间(如1~3个月)甲状腺功能可逐渐恢复正常,有的甚至出现甲减,所以初治时以选择

ATD 口服为宜,尽量在初治时不首选放射性^{131}I 治疗,防止出现永久性甲减。在应用 ATD 期间,应严密监测病情及甲状腺功能,及时调整药物剂量,防止用药过量。

(二)甲亢复发

对于应用口服 ATD 或放射性^{131}I 或手术治疗后甲亢复发的患者,应根据复发时病情的轻重及患者目前的状况选择治疗方案。

1.应用口服抗甲状腺药物治疗后甲亢复发者

多为 Graves 病患者。经过系统、足够疗程治疗后又复发、无严重突眼者,可以考虑应用放射性^{131}I 治疗;如果未实行系统治疗、治疗不规律者,桥本甲亢可以继续应用口服药治疗。Graves 病无严重突眼者,建议应用放射性^{131}I 治疗;伴有严重突眼者,建议继续应用口服药治疗。甲状腺肿大明显的复发甲亢,在应用抗甲状腺药物治疗、甲亢控制后,可以考虑手术治疗或直接应用放射性^{131}I 治疗。

2.应用放射性^{131}I 治疗后甲亢复发者

应用过 1 次放射性^{131}I 治疗后甲亢复发者,说明当时放射性^{131}I 的量偏小一些,放射性^{131}I 治疗后甲亢复发,最好不要急于进行第 2 次放射性^{131}I 治疗,因为两次的放射性^{131}I 的量累积可以导致甲减,应先用口服药物治疗。根据治疗所需的药物剂量和疗程,可以判断出病情的轻重以及是否需要进行第 2 次放射性^{131}I 治疗。有些患者甲亢复发应用很短时间的抗甲状腺药物治疗,甲状腺功能即可恢复正常,这种患者如果应用第 2 次放射性^{131}I 治疗,势必导致甲减的发生;而有些患者应用口服药病情仍有波动,且在短时间内不能减量,治疗疗程长,有的停药后又复发,这些患者可以做第 2 次放射性^{131}I 治疗。

3.甲亢经手术治疗后复发者

初诊甲亢经手术治疗后甲亢复发者,多数为 Graves 病患者,宜先给予口服抗甲状腺药物治疗,大部分患者的甲亢可以控制并逐渐治愈,因为手术后甲状腺的总体积减小,多数患者复发后呈现轻度甲亢,较少出现重症甲亢,在应用药物治疗后即可控制病情。部分患者的病情重,应用口服药物甲亢难以控制,或出现甲状腺结节(经诊断无癌变征象),如无禁忌证,需应用放射性^{131}I治疗,尽量争取既控制甲亢、又不引起甲减的效果。

4.应用口服抗甲状腺药物甲亢反复复发者

此类患者并不少见。多数因为长年服药不能坚持,时服时停,病程长了缺乏对疾病的重视,导致甲亢多年不愈。对于这些患者,无严重突眼者、无放射性^{131}I

治疗禁忌证者,应选择放射性[131]I治疗控制甲亢,防止多年甲亢所致的并发症发生,如甲亢性心脏病、严重突眼等。如甲状腺明显肿大有压迫症状者,可以先应用抗甲状腺药物治疗,然后行手术治疗。

第二节　甲状腺功能减退症

甲状腺功能减退症(简称甲减)是指由于不同原因引起的甲状腺激素合成、分泌或生物效应不足所致的机体代谢减低的综合征。各种年龄均可发生,以女性居多。按起病年龄分为3型,起病于胎儿或新生儿者,称呆小病;起病于儿童者,称幼年型甲减;起病于成年者,称成年型甲减。病情严重时均可出现黏液性水肿,引发昏迷者称黏液水肿昏迷。

甲减可以发生在各个年龄,从刚出生的新生儿至老年人都可发生甲减,以老年为多见。随着诊断技术的发展和普及,在大多数的医院都可测得甲状腺激素,近年来甲减的检出率明显升高,使大部分的患者能早期得到诊断和治疗,避免了甲减重症病例的出现。在非缺碘地区,甲减患病率0.3%～1.0%,60岁以上可达2%,新生儿甲减患病率1∶7 000～1∶3 000。甲减在男女都可发病,但女性多见,男女比例为1∶(4～5),临床甲减的患病率男性约为0.1%,女性约为1.9%。而亚临床甲减的患病率增高,男性约为2.7%,女性约为7.1%。

一、病因及发病机制

引起甲减的原因很多,不同原因引起的甲减因地域和环境因素(饮食中碘含量,致甲状腺肿物质,遗传及年龄等)不同而有差别。

(一)原发性(甲状腺性)甲状腺功能减退

原发性甲状腺功能减退较多见,约占甲减的96%,是由甲状腺本身的病变所引起,常见病因有以下几种。

1.慢性淋巴细胞性甲状腺炎

慢性淋巴细胞性甲状腺炎又称桥本甲状腺炎、桥本病,是引起甲减的常见原因,占原发性甲减的大多数。由于甲状腺呈慢性自身免疫性甲状腺炎,随着病情进展,甲状腺滤泡的功能逐渐减退,导致甲减。

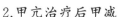

2.甲亢治疗后甲减

甲亢长期应用抗甲状腺药物治疗,抑制了甲状腺的功能,部分患者在甲亢治愈后逐渐出现甲状腺功能减退。

3.甲亢应用放射性碘治疗

甲亢行放射性碘治疗,最常见的并发症就是甲减,尤其是桥本甲亢患者应用放射性碘治疗,甲减的发生率更高。放射性碘破坏了甲状腺组织,使甲状腺的储备功能减低,随着应用放射性碘治疗后每年甲减的发生率在递增。

4.甲状腺手术

由于甲状腺结节、腺瘤或甲状腺癌行甲状腺手术治疗后,部分患者发生甲减,尤其是甲状腺癌的患者,甲状腺手术将大部分,甚至全部切除,术后需终身服用甲状腺素替代治疗。

5.颈部经放射线照射后

由于某些肿瘤如淋巴瘤行颈部放射线外照射治疗后,造成甲状腺滤泡的破坏,也可发生甲减。

6.甲状腺肿

地方性甲状腺肿发病有地域性、人群聚集性,有流行病学特征,人们的食物中含碘量低,每天摄碘量<25 μg,呈地方性碘缺乏,并常有家族性。甲状腺肿大明显,甲状腺功能多减退。散发性甲状腺肿可由于甲状腺发育不全或缺如所致;自身免疫性疾病或服用过量抗甲状腺药物所致;也可因甲状腺激素合成酶系异常,引起甲状腺摄碘功能障碍、酪氨酸碘化和碘化酪氨酸耦联缺陷或甲状腺球蛋白合成和水解异常等所致。少数高碘地区也可发生甲状腺肿和甲减,据统计,每天摄入碘化物超过 6 mg 者易发生。

7.药物诱发

某些药物如锂盐、硫脲类、磺胺类、对氨基水杨酸钠、过氯酸盐、硫氰酸盐等可诱发甲减。

8.甲状腺先天发育异常

多有家族倾向;甲状腺激素合成障碍系常染色体隐性遗传,占先天性甲状腺功能减退的 25%～30%。

9.产后甲状腺炎或无痛性甲状腺炎

产后出现甲状腺部位疼痛,甲状腺滤泡破坏,导致甲状腺功能减退。

10.致甲状腺肿物质

如含单价阴离子(SCN^-、ClO_4^-、NO_3^-)的盐类和含 SCN^- 前体的食物可抑制甲状腺摄碘,引起甲状腺肿和甲减。长期大量食用某些白菜、芜菁、甘蓝、木薯等也可致甲状腺肿大。

11.激素合成障碍性甲减

分为:①甲状腺球蛋白合成和分解异常;②甲状腺浓聚碘功能障碍;③甲状腺碘有机化障碍;④碘化酪氨酸脱碘酶缺乏;⑤碘化酪氨酸耦联缺陷。

12.甲状腺癌破坏甲状腺组织

导致甲状腺功能障碍。

(二)继发性(垂体性)甲减

继发性甲状腺功能减退较少见,是由垂体疾病使 TSH 分泌减少所致。

1.垂体肿瘤

成人的病因多由于垂体部位的肿瘤较大,压迫了分泌 TSH 的细胞,使 TSH 分泌受阻,引起垂体性甲减。儿童的病因多源于颅咽管瘤。

2.垂体手术或放射治疗后

垂体瘤经手术切除或放射治疗后,可引起垂体功能减退,不仅有甲状腺功能减退,还会导致促性腺激素、促肾上腺皮质激素分泌减少,导致腺垂体功能减退。

3.席汉综合征

席汉综合征是由一百多年前席汉(Sheehan)发现的一种临床综合征。多由于孕妇产后发生大出血,休克时间过长,易引起供应垂体血供的血管发生血栓,使垂体细胞缺血、缺氧,最终导致腺垂体发生坏死,出现腺垂体功能减退,垂体分泌促性腺激素、促甲状腺激素、促肾上腺皮质激素均降低,出现各靶腺功能减退。

4.垂体卒中

垂体卒中是垂体肿瘤突发瘤内出血、梗死、坏死,致瘤体膨大引起的急性神经内分泌病变称垂体卒中。垂体腺瘤为垂体卒中最常见的原因,在垂体腺瘤基础上出现的垂体卒中多起病急骤,常有头痛、呕吐、视野缺损、眼运动神经麻痹、蝶鞍扩大等表现,可称为垂体腺瘤急性出血综合征。垂体卒中压迫垂体组织细胞,可引起腺垂体功能减退。

(三)三发性(下丘脑性)甲减

三发性甲减罕见,由于下丘脑产生 TRH 的减少,使垂体 TSH 的分泌减少而引起甲减,如鞍上肿瘤及先天性 TRH 缺乏等。

(四)甲状腺激素抵抗综合征

核受体缺乏、T_3 或 T_4 受体的结合障碍以及受体后缺陷等,可使甲状腺激素在外周组织实现生物效应障碍引起甲减。

(五)促甲状腺激素不敏感综合征

由于甲状腺对 TSH 有抵抗所致,常呈家族发病倾向,部分与遗传有关,为常染色体隐性遗传病。可能是由于 TSH 受体基因突变或 TSH 信息传递中 cAMP 生成障碍所致。

(六)甲状腺激素不敏感综合征

呈常染色体显性或隐性遗传,有家族发病倾向。

二、病理

(一)甲状腺

由于病因的不同,甲状腺体积可以缩小或肿大。

甲状腺萎缩性病变多见于慢性淋巴细胞性甲状腺炎,早期甲状腺腺体内有大量淋巴细胞、浆细胞浸润;久之甲状腺滤泡及胶质可见部分或全部消失,出现致密透明样的纤维组织。呆小病者的甲状腺多半呈萎缩性病变,甲状腺发育不全或缺如。伴甲状腺肿者,在早期可见滤泡细胞增生、肥大,胶质减少或消失;久病者甲状腺肿呈现结节状,镜下见滤泡充满胶质,滤泡上皮细胞呈扁平状。

(二)垂体

原发性甲减时腺垂体增大,甚至呈结节状增生,这是由于甲状腺激素分泌减少以后反馈至腺垂体,使之过多地分泌 TSH 所致。垂体性甲减患者有垂体萎缩或有肉芽肿等病变。

(三)黏液性水肿

含透明质酸、黏蛋白、黏多糖的液体在组织内浸润。在皮下浸润致使皮肤肿胀,表皮萎缩、角化;肌纤维的浸润引起骨骼肌及心肌退行性变,以致坏死;全身的组织细胞核酸与蛋白质合成、代谢及酶系统的活力均减弱,浆膜腔积液;脑细胞可萎缩,呈退行性变。

三、临床表现

按发病年龄可分为呆小病、幼年型甲减、成人甲减;严重的甲减可出现黏液性水肿或昏迷。

(一)呆小病

发生在胎儿期或出生 2 个月内的甲减称为呆小病或称克汀病。呆小病分为地方性和散发性两种。地方性呆小病是由于地方性碘缺乏,母体摄入碘不足,造成胎儿严重甲状腺功能低减,损害胎儿的神经系统发育和听力,出生后表现以痴呆和聋哑为主,造成不可逆的神经系统损害,临床上多见到的是散发性呆小病。

患儿出生后表现为少动作、嗜睡、主动吃奶差,很少啼哭;新生儿黄疸期长,便秘,对外界刺激反应差。随着时间的延长,患儿头面部表现为头大、头发稀疏、眼睑水肿、面色黄而虚肿、唇厚、舌大、流涎、表情淡漠、傻笑或痴呆。皮肤干燥而粗厚,皮温低。前囟闭合晚,出牙迟,牙齿发育不良。智力低下,反应差,伴有听觉和语言障碍,下肢呈痉挛步态,心脏扩大,心音低钝,血压低等。

(二)幼年型甲减

幼年型甲减是指在幼年时期(儿童时期)发生的甲减,除了有代谢低减的表现外,主要影响儿童的生长发育。在儿童时期发病早者表现为生长发育迟缓、智力低下、活动少、便秘等症状;发病较晚者的症状常不典型,多数以甲状腺肿大来就诊。

(三)成人甲减

甲减发生在成人期,临床以代谢减低为主要表现,是临床最为常见的甲减。

1.代谢减慢的表现

典型的表现为怕冷,乏力,少汗,表情淡漠皮肤苍白、发凉;颜面水肿、唇厚舌大、声音粗,食欲缺乏,大便干燥,反而体重增加。皮肤干燥、粗厚有脱屑,有下肢水肿。甲状腺可有肿大或萎缩。

2.神经精神系统

患者出现反应迟钝,记忆力减退,反应慢,抑郁,嗜睡;重者伴痴呆、幻想、木僵、昏睡等。

3.呼吸、循环系统

患者出现心率慢,心音低,血压偏低,病情较重者常觉胸闷、气短,有心脏扩大,心动过缓,低血压;有时伴有心包积液、胸腔积液甚或腹水等。部分患者出现睡眠呼吸暂停,甚至呼吸衰竭,是导致甲减患者死亡的主要原因。

4.消化系统

甲状腺激素缺乏使食欲减退,胃酸分泌减少,肠蠕动减弱,出现顽固性便秘,甚至可出现麻痹性肠梗阻。

5.性功能

女性患者可有月经量过多,经期延长,不易怀孕,泌乳和多毛;男性患者出现阳痿,性功能减退。

6.肌肉与关节

主要表现为肌软弱无力,并可出现肌萎缩;腱反射减弱,关节活动度减小。跟腱反射的半弛缓时间延长对本病有诊断价值。

7.血液系统

由于甲状腺激素不足,影响红细胞生成素合成,骨髓造血功能减低,可致轻、中度的贫血,多数为正常细胞型正常色素性贫血。

(四)亚临床型甲状腺功能减退

此症患者既无明显的甲状腺功能减退症状,也缺少典型的甲状腺功能减退体征,其血中的甲状腺激素也在正常范围,仅血中 TSH 水平高于正常。亚临床甲减常见的原因有:慢性淋巴细胞性甲状腺炎、放射性碘及手术治疗后的 Grzves 病、甲减时不适当的替代治疗、碳酸锂治疗、碘及含碘药物及颈部的外照射等。

四、实验室检查

(一)血清 TSH 测定

血清 TSH 升高是原发性甲减的早期表现,是诊断的敏感指标。如仅有 TSH 升高而 TT_3、TT_4 正常时,常为亚临床型甲减。下丘脑、垂体性甲减 TSH 正常或低于正常。

(二)血清甲状腺激素测定

血清 TT_3、TT_4、FT_3、FT_4 降低,TT_4、FT_4 降低更明显,此为甲减的可靠诊断指标。rT_3 明显低于正常[正常值(0.58 ± 0.09)nmol/L(RIA 法)]。

(三)TRH 兴奋试验

行 TRH 兴奋试验后,TSH 明显升高,提示原发性甲减。TSH 水平降低,提示继发性或三发性甲减。TSH 延迟升高(反复给予 TRH 后),往往提示下丘脑性甲减。

(四)甲状腺抗体测定

血甲状腺球蛋白抗体(TgAb)和甲状腺过氧化物酶抗体(TPOAb)是确定原发性甲减病因的重要指标,是诊断自身免疫性甲状腺炎(包括桥本甲状腺炎、萎缩性甲状腺炎)的主要指标。一般认为 TPOAb 的意义较为肯定。当 TPOAb>50 IU/mL 和 TgAb>50 IU/mL 者,临床甲减和亚临床甲减的发生率显著增加。

(五)血脂测定

血胆固醇、甘油三酯和 β 脂蛋白升高。

(六)婴儿血或脐带血甲状腺功能测定

在地方性甲状腺肿流行地区,可采用测婴儿血或脐带血的 FT_4 和 TSH,以达到早期诊断先天性甲减的目的。

(七)甲状腺 B 超

通过甲状腺 B 超检查,有助于明确甲减的原因,B 超可显示单纯性甲状腺肿、结节性甲状腺肿、桥本甲状腺炎、甲状腺萎缩等征象。

(八)影像学检查

可行颅骨 X 线、CT、MRI 检查,对下丘脑、垂体病变诊断有帮助。

(九)血常规

可显示血红蛋白有不同程度的降低。

五、诊断和鉴别诊断

(一)诊断

典型的甲状腺功能减退患者,结合临床表现与常采用的实验室检查,一般不难做出诊断,血清 TSH 和 TT_4、FT_4 是诊断甲减的第一线指标。文献报道亚临床甲减的发生率并不低,此症临床表现不明显,实验室检查仅见血中 TSH 升高。血中 TSH 测定,对于确定甲减的病变是由原发性或是继发性原因引起的是十分有意义的,前者测定数值可明显高于正常,后者是降低的;而 TRH 兴奋试验则用于进一步鉴别甲状腺功能减退继发于垂体或是由于下丘脑的疾病所致,下丘脑病变者在注射 TRH 后,TSH 较注射前明显升高。慢性淋巴性甲状腺炎是引起原发性甲减的常见原因之一,对其中的大多数患者,进行血中抗甲状腺抗体测定,可以诊断。

(二)鉴别诊断

1.中枢性甲减与原发性甲减鉴别

根据基础 TSH 水平即可鉴别。中枢性甲减时 TSH 降低,而原发性甲减时 TSH 升高。当中枢性甲减表现为 TSH 正常或轻度升高时,需要做 TRH 兴奋试验鉴别。

2.贫血

贫血可由各种原因所引起。由血液系统疾病引起者如再生障碍性贫血表现

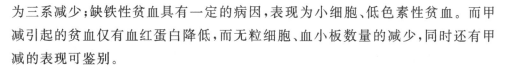

为三系减少;缺铁性贫血具有一定的病因,表现为小细胞、低色素性贫血。而甲减引起的贫血仅有血红蛋白降低,而无粒细胞、血小板数量的减少,同时还有甲减的表现可鉴别。

3.慢性肾炎

表现为蛋白尿,尿中可有颗粒管型,伴有高血压、肾性贫血,水肿呈凹陷性,由低蛋白血症所致。而甲减一般无蛋白尿及高血压,呈黏液性水肿。

4.肥胖症

多有肥胖、高血压、糖尿病等家族遗传史,呈单纯性肥胖,而无水肿及贫血等表现。

5.特发性水肿

无明显病因可寻,水肿但不伴有高血压、贫血、蛋白尿等表现,查血浆蛋白、甲状腺功能均正常。

六、治疗

应根据引起甲状腺功能减退的病因,进行相应的处理。甲状腺制剂的长期替代是本病主要和有效的治疗方法,常用的制剂如下。

(一)左甲状腺素钠片(L-T_4)

作用较慢且持久。由于起效时间较缓慢,患者容易耐受,剂量易于掌握,是治疗甲减较理想的制剂,目前已是本病的主要替代治疗药物。治疗的剂量取决于患者的病情、年龄、体重和个体差异。一般可从 $25\sim50$ $\mu g/d$ 口服开始,以后根据病情逐渐调整剂量至生理需要量,一般为 $50\sim150$ $\mu g/d$。婴儿及儿童可根据体重计算每天所需的完全替代剂量:6 个月以内 $6\sim8$ $\mu g/kg$;$6\sim12$ 个月 6 $\mu g/kg$;$1\sim5$ 岁 5 $\mu g/kg$;$6\sim12$ 岁 4 $\mu g/kg$。开始时应用完全替代量的 $1/3\sim1/2$,以后根据甲状腺功能及病情逐渐加至机体所需用的合适剂量。老年患者需要适当减少剂量,从每天 $12.5\sim25$ μg 开始应用,逐渐加至生理需要量。妊娠时适当增加剂量 $20\%\sim30\%$。甲状腺癌术后患者每天的需要量为 $2\sim2.2$ $\mu g/kg$,以达到甲状腺激素水平正常,抑制 TSH,防止肿瘤复发。

(二)甲状腺片

甲状腺片是由家畜甲状腺的干燥粉末加工而成,其中含有 T_4 为 T_3 的 2.5 倍(猪)或 4 倍(牛),价格便宜。因其甲状腺激素含量不稳定和 T_4 含量偏少,T_3 含量偏多,目前较少应用。在无 L-T_4 的偏远地区,可应用甲状腺片,一般从 $10\sim20$ mg/d开始应用,根据甲状腺功能调整剂量至生理需要量,维持量一般在 $40\sim$

120 mg/d。对已有心脏病的老年患者,从小剂量开始应用,逐渐加至生理需要量。

(三)三碘甲腺原氨酸(甲碘胺)

作用出现快,且药效维持时间较短,适用于黏液性水肿昏迷患者的抢救。成人开始时 $10\sim20\ \mu g/d$,分 $2\sim3$ 次口服,逐渐增加剂量,维持量 $25\sim50\ \mu g$。儿童体重在 7 kg 以下者,开始时 $2.5\ \mu g/d$;7 kg 以上者,$5\ \mu g/d$;维持量 $15\sim20\ \mu g/d$,分 $2\sim3$ 次口服。

除了抗甲状腺药及甲状腺部分切除术后引起的暂时性的甲状腺功能减退,其他原因导致的甲减,应长期服用甲状腺制剂。在治疗中可根据患者的症状、体征及血中 TSH、T_3 及 T_4 的结果,来调整药物的剂量。当有妊娠或遇有应激情况时,不可停药。因为寒冷刺激可以增加 TSH 的分泌,进而促使甲状腺分泌甲状腺激素增多,以适应环境的改变,所以在气候寒冷时适当增加药量。甲减患者对镇静安眠药较敏感,应慎用。

七、甲减的特殊类型

(一)甲减性心脏病

甲减性心脏病是指甲减患者伴有心肌改变或心包积液,或者两者并存,临床上见有心脏扩大、心排出量减少及心电图示肢体导联低电压等。

1.诊断依据

(1)有甲减的临床症状和体征,部分患者出现心绞痛或心功能不全。实验室检查符合甲减。

(2)70%~80%甲减患者有心电图的改变,包括心动过缓、肢体导联低电压、P-R 间期延长、T 波平坦或倒置等。

(3)X 线检查示心脏有不同程度的扩大,可能是心肌有黏液性水肿和(或)心包有积液所致。

(4)超声心动图可示心包积液。收缩时间间期(STI)测定显示心率减慢及心排出量减少,且心搏出量及心肌耗氧量下降。STI 与甲状腺激素水平明显相关。

(5)心内膜心肌活检对了解心内膜心肌的病变及病变的程度有意义。

2.治疗

甲减患者易有高血压及冠心病,故降低血压及治疗高脂血症是有益的。如伴有心包积液,应尽早用甲状腺激素;有心绞痛者,可用硝酸甘油、长效硝酸酯类

及 β 受体阻滞剂。如同时存在冠心病,甲状腺激素的应用必须谨慎,甲状腺片从每天 10 mg 开始,缓慢增加剂量,必要时应进行心电监护。L-T$_4$ 起效慢,更适合于对此种患者的治疗,每天 12.5～50 μg,根据病情决定用量。为缓解症状,防止心脏压塞,有时对大量心包积液的患者,可行心包穿刺。当甲状腺功能恢复正常、心包积液仍不消退,或出现心脏压塞,必要时考虑心包切开手术。若合并心力衰竭,应用洋地黄治疗应慎重,因甲减时洋地黄分解代谢缓慢,且心脏对洋地黄的耐受性差,极易蓄积中毒。

(二)黏液性水肿昏迷

又称甲减性昏迷,是甲减未能及时诊治,病情发展的晚期阶段。其特点除有严重的甲状腺功能减退表现以外,尚有低体温、昏迷,有时发生休克。本病常发生于老年女性患者。不论甲减是由哪一种病因引起的,凡是甲状腺功能减退的病情发展到末期,均可以导致黏液性水肿昏迷的发生。

1.发病诱因

黏液性水肿昏迷以老年患者居多,其发病年龄可从 10 岁到 90 岁,多在 61～70 岁。男女比例为 1:3.5。绝大多数患者昏迷发生在寒冷季节,肺部感染及心力衰竭为主要诱发因素。肺部感染也可以是昏迷后的并发症。镇静药、安眠药、麻醉剂等可诱发昏迷。一些代谢紊乱也是本症的诱发因素。黏液性水肿昏迷的诱发因素包括低温、胃肠道出血、感染(如肺部感染)、外伤、充血性心力衰竭、手术、药物、脑血管意外、镇静剂使用、安眠药、碳酸锂、胺碘酮及麻醉剂等药物使用、代谢障碍及电解质紊乱(如低钠血症、高碳酸血症、酸中毒和低血糖等)。

2.临床表现

患者可表现为昏迷,或先为嗜睡,以后短时间内逐渐发展为昏迷。前驱症状主要有对寒冷不能耐受及疲乏。通常发病前的数月已感疲乏及嗜睡,有的患者一天的睡眠时间可长达 20 小时以上,以至于进餐也受到影响。有些患者以便秘、听力减退或感觉异常为主诉。本病常有典型的甲减临床表现,黏液性水肿时患者水肿明显,反应差,神志清或恍惚,食欲缺乏,大便干燥,腹胀,有的出现不完全性肠梗阻。查体示血压低,体温低,皮肤干而粗糙,眼睑和面部水肿,眼裂变小,舌肥大,说话吐字不清。多数患者的甲状腺无明显肿大。心动过缓,心音低钝。伴有心功能不全者肺底可有湿啰音,双下肢水肿明显。约 30% 的患者有心脏增大或心包积液、心动过缓、心音低钝,心律不齐,严重时出现室性心动过速。部分患者有胸腔积液,腱反射明显迟钝。

低体温是黏液性水肿昏迷的标志和特点,发生率约占 80%,不少患者体温低至 27 ℃ 以下,这种体温提示已达疾病末期,病情难以恢复。约有 20% 患者的体温可以正常或高于正常。本症患者虽体温低,但不伴有战栗。多数患者昏迷时血压较低,约半数患者低于 13.3/8.0 kPa(100/60 mmHg),可接近休克时水平,但也有 30% 患者不低于 16.0/10.7 kPa(120/80 mmHg)。有些患者先有脑部症状,如智能低下、健忘、情绪变化、嗜睡、手不灵活、共济失调步态、轮替动作不能。有的有精神障碍,如幻觉、妄想及定向障碍,部分患者于昏迷开始时有癫痫大发作。肠道症状除有常见的便秘、腹胀以外,也可发生麻痹性肠梗阻及腹水。严重病例可发生休克、昏迷、严重的低氧血症、呼吸暂停等,不及时抢救可导致患者死亡。

3.实验室检查

(1)甲状腺功能检查:血中甲状腺激素水平明显减低,严重者血中总甲状腺素(TT$_4$)、游离甲状腺素(FT$_4$)及总三碘甲腺原氨酸(TT$_3$)可降至零。

(2)其他血液检查:多数患者有明显贫血,查血色素降低。血钠、血氯正常或减低,血钾正常或升高。血糖大多数正常,少数病例降低,个别升高。血气分析可显示低氧血症、高碳酸血症及呼吸性或混合性酸中毒,CO$_2$ 结合力约在 1/3 的患者中升高。胆固醇常常升高,有 1/3 正常或降低。血尿素氮、肌酸磷酸激酶均可升高。血清乳酸脱氢酶也可增高。偶尔出现高血钙,其原因不明。

(3)心电图示心动过缓,各导联 QRS 波示低电压,QT 间期延长,T 波平坦或倒置。

(4)胸部 X 线检查可见心包积液引起的心影增大、胸腔积液。

(5)腹部 B 超检查可见腹水。

(6)脑电图示 α 波波率减慢,波幅普遍降低。

(7)脑脊液示蛋白质多异常升高,可高至 3 g/L,压力偶可增高,可高达 53.3 kPa(400 mmHg)。

4.诊断和鉴别诊断

(1)诊断:多数患者有长期甲减史,并有典型的甲减体征及发生黏液性水肿昏迷的诱因。但有些患者,由于起病缓慢,症状、体征不明显,不能确诊。凡是患者有低体温,临床存在不能解释的嗜睡、昏迷,应想到黏液性水肿昏迷的可能,尤其是在老年女性患者。如发现患者的颈前有手术切口痕,并有心动过缓、通气低下、皮肤粗糙、黏液水肿面容、舌大、低血压、反射迟缓以及心电图示低电压等,都是诊断本症的重要参考资料。对疑诊病例,应做血 T$_3$、T$_4$、FT$_3$、FT$_4$ 及 TSH 检查。

（2）鉴别诊断：典型病例诊断并不困难，但对不典型的病例，急诊条件下常难证实。临床上本病易与其他系统疾病混淆，特别是一些循环、消化、神经系统疾病及其他常见的昏迷原因如脑血管意外、低血糖昏迷、代谢性脑病等，应尽快排除，便于治疗。一些全身性疾病引起的甲状腺激素减低综合征，在与本病鉴别时也需考虑。

5.治疗

当排除了产生昏迷的其他原因，临床确立诊断以后，应当尽早开始治疗。治疗的目的是提高甲状腺激素水平及控制威胁生命的并发症。

（1）甲状腺激素替代治疗：目的是尽早使血中 TT_4、TT_3 恢复正常。给药途径有口服和静脉给药。患者因肠道黏膜水肿，口服给药吸收不稳定，较满意的方法是静脉给药。静脉注入大剂量甲状腺素可以降低病死率。但此药有引起心律失常或心肌缺血等不良反应，如患者有冠状动脉硬化性心脏病，处理较困难，但这与危及生命的黏液性水肿昏迷相比，后者更加重要。有人主张用甲状腺素而不用三碘甲状腺原氨酸，其理由如下。①甲状腺素有静脉注射制剂；②其半寿期较长，每天给一次药即可；③甲状腺素在外周血中经脱碘作用，稳定的转化为三碘甲状腺原氨酸，血中浓度波动少；④甲状腺素容易监测。具体用法为：开始静脉应用 $L\text{-}T_4$ 200～400 μg，此法可在 24 小时内使血中 T_4 升至正常水平，第 2 天用 100 μg，第 3 天以后给予 50 μg，直至病情好转能够口服药物，可减为通常维持量。也有人主张开始静脉推注 $L\text{-}T_4$ 200～400 μg，同时或随后每 6～8 小时用三碘甲状腺原氨酸 10～25 μg。理由是此种患者的末梢血中 T_4 转换为 T_3 的能力也减低，特别是当存在明显的并发症时，于几天内这种治疗均应加用少量 T_3。用甲状腺激素治疗时进行心电监护是必要的，如出现心律不齐或缺血性改变，需及时减少用量。

（2）糖皮质激素：原发性甲减者，肾上腺皮质储备功能差；垂体功能减退者，除可有甲状腺功能减退，也存在肾上腺皮质功能减退，需按照腺垂体功能减退的治疗补充肾上腺皮质激素及甲状腺激素。为避免肾上腺危象的发生，在用甲状腺激素的同时，应加用糖皮质激素如氢化可的松 100～200 mg 静脉滴注，以后视病情调整用量。

（3）一般疗法及支持疗法。①纠正低氧血症：黏液性水肿昏迷患者的换气能力降低，呼吸率下降，产生高碳酸血症及缺氧时，应行血气监护。如发生二氧化碳潴留，必须给氧。有时需气管切开、气管内插管或用人工呼吸器。②纠正心功能不全：有充血性心衰竭时应用洋地黄制剂。③抗休克：如有低血压及休克，需用抗休克治疗及补液,必要时应予输血。④控制液体入量:甲状腺功能减退严重者,液体需要量较正常人少,如患者无发热,每天 500~1 000 mL 已足够。低血钠时应注意补充钠盐,减少液体量,如血钠很低时,可补充少量高渗盐水。但须注意,过多高渗盐水可引起心力衰竭。⑤纠正低血糖:开始用 50% 葡萄糖液,以后用 5%~10% 葡萄糖液静脉点滴。⑥防治感染:积极寻找感染灶,包括血、尿培养及胸片检查,对体温不高的患者,更要注意。不少患者对感染的反应差,体温常不升高,白细胞数升高也不明显,为防止潜在感染灶的存在,常需加用抗菌药物。⑦治疗肠梗阻:因甲减时肠蠕动减慢,有些患者可出现不完全性肠梗阻,可插胃管,有时需做盲肠造口。⑧其他治疗及护理:低体温患者,仅用甲状腺激素替代治疗,体温可恢复正常。一般保暖只需盖上毛毯或被子或稍加升高室温即可。温度过高可使周围血管扩张,增加耗氧,易致循环衰竭,甚至死亡。有尿潴留者可放置导尿管引流。对黏液性水肿昏迷的患者需做好护理,保持呼吸道通畅,防止窒息。有呼吸暂停者,应加强观察,必要时行气管插管,呼吸机辅助呼吸。要定时翻身,保持皮肤清洁,防止压疮发生。

6.预后

最初 48 小时的救治对本病至关重要。呼吸衰竭是主要的死亡原因。过去本病死亡率高达 80%,目前已降至 50%~60%。许多因素如体温明显降低、昏迷时间延长、低血压、恶病质及未能识别和未及时处理等均会影响预后。实验室检查结果,对判断预后的价值不大。

7.黏液性水肿昏迷的预防

黏液性水肿昏迷一旦发生,死亡率较高;尤其在老年人,伴有高血压、冠心病、心肾功能不全的患者,其病死率更高,所以关键在于预防。防止黏液性水肿昏迷发生的预防措施如下。

(1)出现乏力、心动过缓、怕冷、食欲缺乏、大便干燥、体重增加等表现时,应及时就诊,得到早期诊治。

(2)已经诊断为甲减的患者,应在专业医师指导下进行规律的有效治疗,及时调整甲状腺激素的用量,尽早控制病情。

(3)永久性甲减患者应按时服药和随诊,不能随意停药,防止甲减病情加重,导致黏液性水肿昏迷的发生。

(4)甲减患者在发生感染、创伤、施行手术、应激等情况时,要及时监控甲减病情,根据病情程度调整甲状腺激素的用量,防止病情加重。

(5)在寒冷天气、室外作业、长途旅行等情况时,要注意甲状腺激素剂量的调

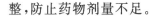

整,防止药物剂量不足。

(三)亚临床甲减

根据各文献报道,亚临床甲减的患病率随年龄增长而增高,女性多见。亚临床甲减时多数无明显的临床症状和体征,有些妇女随增龄而体重逐渐增加,多不被患者所察觉,所以在中老年妇女定期测定甲状腺功能有助于亚临床甲减的早期发现。

1.亚临床甲减的危害

(1)血脂异常:主要表现为低密度脂蛋白胆固醇、血清总胆固醇升高、高密度脂蛋白胆固醇降低。亚临床甲减时血脂代谢异常,导致动脉硬化,是缺血性心脏病发生的危险因素。

(2)发展为临床甲减:英国 Whickham 前瞻性研究证实,单纯甲状腺自身抗体阳性、单纯亚临床甲减、甲状腺自身抗体阳性合并亚临床甲减每年发展为临床甲减的发生率分别为 2%、3% 和 5%。

(3)妊娠期亚临床甲减:能影响胎儿的脑发育及神经智力发育。

2.亚临床甲减的自然转归

我国学者随访 100 例未接受甲状腺激素治疗的亚临床甲减患者 5 年,约 29% 的患者仍维持亚临床甲减状态;约 5% 发展为临床甲减;其余 66% 的患者甲状腺功能恢复正常。

3.亚临床甲减患者甲状腺功能不易恢复正常的影响因素

Logistic 回归分析显示,初访时 $TSH > 6$ mU/L,甲状腺自身抗体阳性,以及碘缺乏、补碘至碘超足量,是亚临床甲减患者甲状腺功能不易恢复正常的影响因素。

4.亚临床甲减的治疗

关于亚临床甲减的治疗有不同的认识,一直存在争论。美国甲状腺学会(ATA)、美国临床内分泌医师学会(AACE)和美国内分泌学会(ASE)召开会议,达成以下共识:①$TSH > 10$ mU/L,主张给予 $L\text{-}T_4$ 替代治疗;治疗过程中监测 TSH 浓度,防止用药过量。②TSH 处于 $4.0 \sim 10$ mU/L 之间,不主张给予 $L\text{-}T_4$ 治疗,但是要定期监测 TSH 的变化。对于 TSH $4.0 \sim 10$ mU/L 伴 TPOAb 阳性的患者,应密切观察 TSH 的变化,如继续升高,适合应用 $L\text{-}T_4$ 进行替代治疗。

(四)妊娠与甲减

妊娠妇女合并甲减,包括两种情况:①在妊娠前就已经确诊甲减;②在妊娠期间诊断了甲减。

1.母体甲状腺激素水平降低对胎儿的影响

临床甲减的患者生育能力降低;在妊娠早期存在甲减,对胎儿脑发育第一阶段有明显影响。在妊娠的 4～5 个月内,胎儿的甲状腺功能尚未完全建立,胎儿的初期脑发育所需的甲状腺激素主要来源于母体,直接依赖于母体循环中的 T_4 水平。如果此时母体的甲状腺激素缺乏,可以影响胎儿的脑发育,导致后代的智力发育障碍。美国学者发现,妊娠 17 周患甲减的母亲,未给予 L-T_4 治疗组母亲的后代在 7～9 岁时的智商(IQ)较正常对照组母亲的后代降低 7 分;而给予 L-T_4 治疗组的后代的 IQ 与正常对照组后代无明显差别。

2.妊娠期甲减的诊断及甲状腺功能评估

(1)妊娠期甲减的诊断:妊娠期间由于受多种因素的影响,TSH 和甲状腺激素的参考范围与普通人群不同。一般认为在妊娠早期 TSH 参考范围应该低于非妊娠人群 30%～50%,目前国际上部分学者提出 2.5 mU/L 作为妊娠早期 TSH 正常范围的上限,超过这个上限可以诊断为妊娠期甲减。

(2)妊娠期甲状腺功能评估:由于妊娠期 FT_4 波动较大,国际上推荐应用 TT_4 评估孕妇的甲状腺功能。妊娠期间 TT_4 浓度增加,大约为非妊娠时正常值的 1.5 倍。如妊娠期间 TSH 正常(0.3～2.5 mU/L),仅 TT_4 低于 100 nmol/L,可以诊断为低 T_4 血症。

3.治疗

(1)妊娠前已诊断为甲减者,需要调整 L-T_4 的量,使血清 TSH 在 2.5 mU/L 以下,再考虑怀孕。

(2)在妊娠期一旦诊断甲减,需立即进行 L-T_4 治疗,使升高的 TSH 降低,维持在 0.3～2.5 mU/L 为宜。每 2～4 周需测定一次甲状腺功能,及时调整 L-T_4 剂量,使甲状腺功能始终维持正常。

4.对妊娠妇女甲减的筛查

由于甲减对后代的不良影响,主张对可能患甲减的高危人群做妊娠前的筛查,测定甲状腺功能、TSH。甲减的高危人群包括:有甲状腺疾病个人史和家族史者;有甲状腺肿大;有甲状腺手术和 [131]I 治疗史者;有自身免疫性疾病个人史和家族史者,如系统性红斑狼疮、1 型糖尿病、类风湿关节炎等。美国临床内分泌医师学协主张对妊娠妇女进行 TSH 常规检查,以及时发现和治疗临床甲减和亚临床甲减。

(五)新生儿甲减

其发生率是 1/4 000,主要原因有甲状腺发育不良、甲状腺激素合成异常、下丘脑-垂体性 TSH 缺乏、一过性甲减。一过性甲减的原因有药物性、高碘、母体甲状腺刺激阻断性抗体(TSBAb)通过胎盘,抑制胎儿的甲状腺功能。

1.新生儿甲减的筛查

我国对新生儿实行甲减的常规筛查制度,测定新生儿足跟血 TSH(试纸法)是最可靠的筛查方法。新生儿足跟血 TSH 的正常值<9.2 mU/L,如果测定值偏高,需要进一步测定血清 TSH 及甲状腺激素。新生儿甲减的诊断标准:新生儿 1~4 周期间,TSH>7 mU/L,TT_4<84 nmol/L。采集标本时间应当在产后 3~5 天内。

2.治疗

宜早期诊断,早期治疗。应选用 $L\text{-}T_4$,每天 6~8 $\mu g/kg$。应用过程中监测甲状腺功能,使 TT_4 恢复正常。甲状腺激素水平维持正常一段时间后,TSH 可逐渐降至正常。根据甲状腺功能情况决定患者维持用药的时间,一般需服药2~3 年。但是如果是由于甲状腺发育异常所致者,则需要长期服药。

八、甲减的个体化治疗方案

甲减一旦诊断,需要应用甲状腺激素治疗。除了一过性甲减外,大部分甲减患者需要长期应用甲状腺激素替代治疗。仅应用甲状腺激素,看似比较简单,但是需要在治疗中找到每位患者合适的替代量,在不同的生理时期还需要调整剂量,以满足机体的需要。

(一)甲状腺切除后所致的甲减

因甲状腺肿瘤、结节或甲状腺癌行甲状腺大部分切除或全部切除者,甲状腺功能出现明显减低,在术后就需要应用甲状腺激素替代治疗,而且应用剂量较大,如左甲状腺素每天 100~200 μg 不等,要长期服用。

(二)桥本病所致的甲减

桥本病病程短者,甲状腺功能多在正常范围,开始一般不需要应用甲状腺激素。随着病情发展,逐渐出现 TSH 的升高,由亚临床甲减逐渐发展至临床甲减,所以甲状腺激素的量也是由小剂量开始应用,如 $L\text{-}T_4$ 每天 25~50 μg,随着病程延长、甲状腺功能的下降,需要逐渐增加甲状腺激素的剂量。

(三)呆小病、幼年型甲减

因自幼甲状腺功能就明显减退,所以初始治疗甲状腺激素的量就偏大,而且一直需要维持较大剂量的甲状腺激素替代治疗。

(四)下丘脑-垂体性甲减

在有甲状腺功能减退的同时,还存在肾上腺皮质功能及性腺功能的减退,需要同时补充甲状腺激素及糖皮质激素,生育期患者还需要补充性激素。需要甲状腺激素的量多为中等剂量,如 L-T_4 每天 $100\sim150$ μg,要长期服用。

(五)女性甲减患者需要妊娠时

当甲减的女性患者需要生育时,在妊娠前需应用甲状腺素替代治疗,使甲状腺激素的水平保持正常,以满足机体代谢的需要,甲状腺性甲减患者的 TSH 以保持在正常水平(TSH$<$2.5 mU/L)后再考虑妊娠。

(六)根据季节变换及生理需要调整甲状腺激素的剂量

在寒冷季节,人体的代谢减慢,对于甲减患者,有的则表现出原来服用甲状腺激素剂量的不足,需要适当增加小剂量;在各种应激状态时,甲减患者由于其甲状腺的储备功能差,有可能需要增加剂量。

(七)应用放射性[131]I治疗后的甲减

如甲亢或甲状腺肿瘤应用放射性[131]I治疗后发生甲减,开始甲状腺素替代治疗的量不大,如 L-T_4 每天 $25\sim50$ μg;但是随着病程延长,甲状腺滤泡破坏,储备功能下降,甲状腺激素的治疗量有可能要随之逐渐增加,如 L-T_4 每天 $100\sim150$ μg。

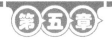

胃、十二指肠疾病

第一节　消化性溃疡

消化性溃疡主要是指胃、十二指肠的溃疡,是最常见的疾病之一。主要病变是黏膜的局限性组织缺损、炎症与坏死性病变,深达黏膜肌层。溃疡的形成有多种因素,但酸性胃液对黏膜的消化作用是溃疡形成的基本因素,故称为消化性溃疡。十二指肠溃疡占消化性溃疡的80％。最近30年来,国内外十二指肠溃疡的发病率和需要住院率逐步减少,但溃疡病的急性并发症,如穿孔、大出血、幽门梗阻,需入院急诊手术的病例并没有减少,因而外科治疗在溃疡病的治疗中仍有重要地位。

一、十二指肠溃疡

胃酸在十二指肠溃疡的发病机制中起重要的作用,早在1910年,Schwartz就提出"无酸就无溃疡"。此外,十二指肠黏膜防御机制减弱和幽门螺杆菌也在十二指肠溃疡的发生发展中发挥重要作用。

典型的十二指肠溃疡发生在十二指肠第一部(95％),最常见在距幽门3 cm以内(90％),发生在前后壁机会均等,偶可见两者均有。十二指肠溃疡一般不发生恶变。未经治疗的十二指肠溃疡自然史为自发性愈合和复发交替,至少60％的愈合的十二指肠溃疡在1年内复发,80％～90％的在2年内复发。

(一)临床表现

1.症状

(1)节律性、周期性上腹疼痛,10％以上患者可无症状。

(2)春、秋季节多发,夏季和冬季缓解。

(3)一般发生在餐后 1.5～3 小时,常可夜间痛醒,进食和服抗酸药后缓解。

(4)疼痛性质的改变提示可能产生并发症,如溃疡疼痛变成持续性,不再为食物或抗酸药缓解,或放射至背部,提示溃疡可能穿透。

2.体征

(1)常规体检一般无异常发现。

(2)急性溃疡发作期,可出现上腹部轻压痛。

(二)辅助检查

1.上消化道内镜检查

可见溃疡面。内镜检查是十二指肠溃疡诊断的最重要方法,不仅可作出十二指肠溃疡的诊断,亦可检查其他病变,如胃溃疡、十二指肠炎、胃炎或食管炎。

2.上消化道钡餐检查

典型可见龛影,可作为十二指肠溃疡初步诊断依据。钡餐检查亦可用作其他病变的鉴别诊断,如钡餐检查有龛影,一般不再做内镜检查。

3.胃酸测定和血清促胃液素测定

主要用于胃泌素瘤的排除。胃酸对十二指肠的诊断作用不大,但术前术后测定胃酸,对评估患者行迷走神经切断术后迷走神经是否完整切断有帮助。成功的迷走神经切断后单胺氧化酶可下降 70%。

(三)鉴别诊断

1.慢性胆囊炎

右上腹痛多为餐后发作,常向右肩和背部放射,可伴发热。多伴有厌油腻食物,超声检查多可确诊。

2.慢性胰腺炎

反复发作性腹痛,多在饭后或酗酒后发作,呈持续性,患者常采取一些体位来减轻疼痛。伴有消瘦和营养不良,晚期出现腹泻、糖尿病等症状。B 超可见胰腺肿大,内部回声不均匀,胆管、胰管扩张等,CT 检查可见胰腺不规则,内有钙化灶及结石表现。

3.功能性消化不良

症状无特异性。其 X 线检查是正常的。

4.胃泌素瘤

来源于胰腺 G 细胞的肿瘤,肿瘤往往 <1 cm,生长缓慢,大量分泌促胃液素,刺激壁细胞增生,分泌大量胃酸,导致胃、十二指肠壶腹部和不典型部位发生

多发性溃疡。多发生于不典型部位,具有难治性特点,高胃酸分泌,空腹血清促胃液素>200 pg/mL。

(四)治疗

治疗目的:疼痛缓解、促进溃疡愈合、防止复发、减少并发症。

1.非手术治疗

(1)避免致溃疡因素:烟草、刺激性调味品、精神过度紧张等,鼓励正常有规律的一日三餐。

(2)降低胃酸药物:包括抗酸药如氢氧化铝、组胺 H_2 受体阻滞剂如西咪替丁、质子泵抑制剂(PPI)如奥美拉唑,其中,质子泵抑制剂是目前最强有力的胃酸抑制剂。

(3)胃黏膜保护药物:硫糖铝、枸橼酸铋钾等。

(4)根治幽门螺杆菌方案:一般采用三联方案及两种抗生素合并胶态次枸橼酸铋或抗分泌药,推荐方案:PPI(标准剂量)+阿莫西林(1.0 g)+克拉霉素(0.5 g),一天两次,共 7 天。

2.手术治疗

(1)适应证:①合并有穿孔、出血、梗阻的十二指肠溃疡患者。②无并发症的十二指肠溃疡出现以下情况者:穿透性溃疡、复合溃疡、球后溃疡患者;难治性溃疡,经严格的内科治疗,仍发作频繁,影响生活质量者;有穿孔或出血病史者,溃疡复发。

(2)手术禁忌证:①单纯性溃疡无严重并发症者。②年龄在 30 岁以下或 60 岁以上又无绝对适应证。③患者有严重的内科疾病,致手术有严重的危险者。

(3)经典手术方式:①胃大部切除术。②胃迷走神经切断术。

(4)微创手术:腹腔镜下迷走神经切断术具有创伤小、疼痛轻微、住院时间短等优点,而腹腔镜胃大部切除术、胃空肠吻合术经实践证明安全可行。

(5)术后恢复:①术后继续给予抑酸治疗。②术后饮食由流质饮食向半流质、软食、普食过渡。

二、胃溃疡

胃溃疡患者平均胃酸分泌比正常人低,胃排空延缓、十二指肠液反流是导致胃黏膜屏障破坏形成溃疡的重要原因。幽门螺杆菌感染和非甾体抗炎药(NSAID)是影响胃黏膜防御机制的外源性因素。根据溃疡位置可分为 4 型。

①Ⅰ型:最常见,占57%,位于小弯侧胃切迹附近,发生在胃窦和胃体黏膜交界处临床症状不典型,胃酸分泌正常或偏低。②Ⅱ型:复合溃疡,占22%,呈高胃酸分泌。内科治疗往往无效,易合并出血,常需手术治疗。③Ⅲ型:占20%,幽门管溃疡或距幽门2 cm以内的胃溃疡,临床症状与十二指肠溃疡相似,常呈高胃酸分泌。内科治疗容易复发。④Ⅳ型:高位溃疡,多位于胃近端,距食管胃连接处4 cm以内,较少见。患者多为O型血,常为穿透性溃疡,易并发出血和穿孔,梗阻少见。

(一)临床表现

胃溃疡发病年龄多为40~59岁,较十二指肠溃疡晚了15~20年。腹痛节律性不如十二指肠溃疡明显,进食加重,且发生在进餐后0.5~1小时,进食不能缓解。疼痛性质多为深在性痛,常有恶心、呕吐。体检通常是正常的,发作或穿透性溃疡上腹部剑突下或稍偏左侧可有压痛。

(二)辅助检查

1.上消化道内镜检查

内镜检查可正确评估溃疡的范围和程度,胃溃疡有一定的恶性可能,因此所有胃溃疡必须做活检,胃窦和胃体黏膜活检用尿素酶试验或组织学检查评估幽门螺杆菌感染。

2.钡餐检查

良性胃溃疡的X线特征包括突出胃轮廓外的龛影,放射形黏膜皱襞至溃疡边缘,周围黏膜完整,无充盈缺损。

(三)鉴别诊断

1.胃癌

癌性溃疡常较大(直径>2.5 cm),边缘隆起不规则,呈"火山口"样,溃疡底部不平整、质硬、污秽。必要时多次活检以排除恶性胃溃疡。

2.功能性疾病

不完全的食管裂孔、萎缩性胃炎、肠易激综合征等功能性疾病的非特异的症状常与胃溃疡的症状混淆。相应的放射学检查或胃镜检查是鉴别的必要手段。

(四)治疗

1.非手术治疗

主要应用组胺H_2受体阻滞剂和质子泵抑制剂治疗,溃疡的愈合更重要的是依靠治疗的持续时间,而不是抑酸剂的程度。质子泵抑制剂是针对难治性溃疡最有效的制剂。治疗6～8周检查无充分愈合的证据,须重做活检,即使是恶性胃溃疡也可能暂时愈合,若第3次复发或怀疑为恶性肿瘤,是手术指征。

2.手术治疗

良性溃疡选择性手术的两个主要目的是切除溃疡灶及受损的黏膜组织和减少胃酸和蛋白酶的分泌,其次是减少胆汁反流和胃潴留。

(1)手术适应证:①经严格的内科治疗4～6周,溃疡未愈合或愈合后又复发者。②年龄在45岁以上的患者。③巨大溃疡(>3 cm),穿透性溃疡或高位溃疡者。④出现出血、穿孔、梗阻等并发症或可疑恶性肿瘤。

由于胃溃疡有一定的恶性可能,因此手术指征可适当放宽。

(2)经典手术方式。①胃大部切除术:BillrothⅠ式胃切除术是Ⅰ型和Ⅲ型胃溃疡最常用的术式,因这类胃溃疡大多数十二指肠正常,易于 BillrothⅠ式重建,而术后并发症较 BillrothⅡ式胃切除为少。②高位溃疡可行溃疡局部切除加远端的胃部分切除术,也可行局部切除加近段选择性迷走神经切断术。③复合溃疡,手术方式同十二指肠溃疡。

三、术后并发症

(一)术后梗阻

1.吻合口梗阻

一般胃切除患者在术后3～6天可开始耐受口服进食,若食后引起腹胀、呕吐,可继续给予禁食、胃肠减压、肠外营养等治疗措施,最早可在术后第7天进行钡餐检查,早期吻合口梗阻的主要原因为吻合口水肿,通过保守治疗可缓解,若梗阻继续延长,不能解除,则考虑为手术技术不当,需再次手术。

2.输入袢梗阻

输入袢梗阻一般是由于胃空肠吻合时输入袢过长,粘连、扭曲、内疝等形成梗阻。输入袢梗阻为闭袢性梗阻,胆汁和胰液潴积导致肠内压增高,急性完全性梗阻时患者突发上腹部剧烈疼痛,呕吐频繁,呕吐物不含胆汁,查体上腹部压痛,偶可扪及包块,上消化道造影或 CT 有助于明确诊断。诊断明确或高度可疑时应及时手术,手术根据梗阻原因选择术式,如扭转复位,肠段坏死切除等。

当输入袢黏膜内翻过多、输入袢过短或过长、输入袢粘连成角时可发生慢性不全性梗阻,患者间歇性大量呕吐胆汁,多于餐后不久出现,呕吐前出现腹痛,早期考虑为吻合口处黏膜水肿,应予禁食、胃肠减压、肠外营养等保守治疗,持续不缓解时可行上消化道造影或 CT 予以诊断。

3.输出袢梗阻

输出袢梗阻与输出袢肠段粘连、大网膜水肿或横结肠系膜压迫有关,主要表现为腹痛、腹胀、恶心、呕吐,呕吐物含胆汁和食物,呕吐后腹胀缓解。上消化道造影可提示输出袢梗阻。经保守治疗如禁食、胃肠减压、肠外营养等无效后可考虑手术进行吻合口重建。

(二)术后胃出血

(1)术后胃管引流出的暗红色或咖啡色液体通常在 24 小时终止,极少引起明显循环容量减少,若术后引流新鲜血液,24 小时后仍未停止,则为术后出血,术后 2～3 天内发生严重和持续的出血必须考虑再次手术,可在吻合口上方几厘米的胃壁另做一横切口,清除积血,予以止血。

(2)若术后 5～6 天发生出血,见于吻合口黏膜坏死、脱落,可在内镜下检查止血或再次手术。

(三)瘘

1.吻合口瘘

多见于患者一般情况较差、缝合技术不当、组织血供不足的情况下,患者可发生发热、腹痛、腹膜炎的表现,若症状较轻,可先予充分引流,禁食、胃肠减压、肠外营养,抗感染、抑酸、抑制胰酶等保守治疗,感染情况及腹膜炎持续进展时需及时手术治疗。

2.十二指肠残端瘘

十二指肠残端瘘为 Billroth Ⅱ 式胃切除严重并发症,多发生于十二指肠球部周围广泛炎症、血供不足或患者营养状态不良的情况下。患者可于术后 2～5 天突发右上腹剧痛,有腹膜炎体征,体温、白细胞计数升高,可发生休克。病变局限、腹膜炎较轻的情况下可行穿刺引流,加强营养保守治疗。若腹膜炎明显,发生脓毒血症等严重并发症需及时手术治疗。

手术一般均需残端造瘘,并放置引流管及空肠饲养管,术后持续抗生素治疗,控制脓毒血症,应用生长抑素或其类似物减少漏出量。

(四)功能性胃排空障碍

发病原因不明,通常出现于术后最初两周,常在流质饮食改为半流质时发生,表现为上腹饱胀、呕吐,呕吐物为含胆汁的胃液,肠鸣音减弱。胃管引流量＞800 mL/d。无明显水电解质和酸碱平衡紊乱,造影可见胃无张力,稍扩大,造影剂滞留于胃内 24 小时以上,无机械性梗阻。可给予胃肠减压,静脉营养支持,多数患者可在 3～4 周后缓解。

(五)溃疡复发

复发原因多为迷走神经切除不完全或胃窦切除不够,大多数复发性溃疡可通过药物治疗获得理想的效果。反复复发的溃疡提示有胃泌素瘤或胃排空障碍。

(六)倾倒综合征

主要由于胃容积缩小和幽门括约肌功能丧失,食物过快由胃进入肠道所致的一系列症状,表现为胃肠道症状,如上腹胀满、恶心、腹部绞痛、腹泻等,和神经循环系统如心慌、出汗、眩晕、无力等。

此类患者应以高蛋白、高脂肪、低糖食物为宜,避免过甜、过咸、过浓饮食和乳制品,固体食物较流质食物为好,少食多餐,应用抗组胺药、抗胆碱药、抗痉挛药和镇静药。

预防倾倒综合征主要是术中避免残胃过小和吻合口过大。

(七)碱性反流性胃炎

碱性反流性胃炎多见于 Billroth Ⅱ 式吻合术后,由于丧失了幽门括约肌,导致胆汁反流入胃,少数患者表现为上腹或胸骨后持续性烧灼痛,伴恶心、呕吐,进食后加重,胃镜可见胆汁反流入胃,胃黏膜充血、水肿、易出血,轻度糜烂。

诊断应排除其他上腹部疾病,尤其胃排空障碍。治疗方法为手术将 Billroth Ⅱ 式吻合改为 Roux-en-Y 胃空肠吻合,同时行胃迷走神经切断术。

(八)吻合口空肠溃疡

吻合口空肠溃疡多发于胃空肠吻合口对侧的空肠壁上,为胃酸作用于空肠黏膜所致,多见于以下情况。

(1)胃切除范围不够。

(2)胃窦部黏膜残留。

(3)空肠输入襻过长。

(4)空肠输入输出襻侧-侧吻合。

(5)胃迷走神经切断不完全。

(6)胃泌素瘤患者。表现为腹痛,常合并出血或慢性穿孔。

针对此并发症可采用制酸治疗,如穿孔形成腹腔脓肿或内瘘则需行手术治疗。

(九)残胃癌

残胃癌指因良性疾病行胃部分切除术后 5 年以上残胃内发生的癌。多发生在 BillrothⅡ式胃大部切除术后,与胃酸降低,胆汁反流有关。

四、胃十二指肠溃疡并发症的治疗

胃十二指肠溃疡的并发症包括穿孔、出血或幽门梗阻。这些并发症可发生于十二指肠溃疡或胃溃疡,幽门梗阻并发于十二指肠溃疡较多,而恶性肿瘤引起的幽门梗阻,则几乎全部发生于胃溃疡。

(一)溃疡急性穿孔

溃疡处于活动期时,其基底部组织发生坏死,在过度劳累、暴饮暴食、应用非甾体抗炎药(NSAID)或免疫抑制剂等情况下,可能诱使溃疡突然穿破浆膜层,成为急性穿孔,引起腹膜炎。穿孔以急性穿孔最常见,十二指肠穿孔较胃溃疡穿孔多见,约占溃疡急性穿孔的 90%,穿孔部位以十二指肠球部前壁最常见,相比之下,胃溃疡穿孔可发生在前壁或后壁。

1.临床表现

(1)症状:①多年的溃疡病史,穿孔前溃疡病症状加重。②突发上腹部刀割样剧痛,迅速波及全腹,惧怕翻身及深呼吸,可放射至肩部。③可有恶心、呕吐等上消化道症状。④少数伴休克症状。

(2)体征:①急性病容,焦急、出汗、呼吸变浅,心搏加快,可发热。②腹膜刺激征,腹壁板样强直,肠鸣音减弱或消失,腹式呼吸减弱,肝浊音界可消失。③少数患者如幼儿或老年、免疫抑制、四肢瘫痪或昏迷的患者,可不出现典型征象。

2.辅助检查

(1)立位腹平片:可见膈下游离气体。诊断可疑,应从鼻胃管向胃内注入 400 mL 气体后重复拍片,如未发现膈下游离气体也不能排除诊断。

(2)上消化道造影:应用钡剂较水溶性对比剂可靠,也没有增加感染或难以排出。

(3)诊断性腹腔穿刺:腹腔穿刺见胆汁或食物残渣,诊断更加确定。

(4)实验室检查:包括血常规、血清电解质和淀粉酶,常有白细胞计数升高和核左移,血清淀粉酶一般是正常的,可少量升高。穿孔时间较长需检查肾功能、血清肌酐、动脉血气分析,监测酸碱平衡状况。

3.鉴别诊断

(1)急性阑尾炎或急性乙状结肠憩室炎:穿孔后溢出胃液向下流向结肠旁

沟,在右侧似急性阑尾炎,在左侧似急性乙状结肠憩室炎。急性阑尾炎或急性乙状结肠憩室炎一般体征较局限,无腹壁板样强直,X线检查无膈下游离气体。

(2)急性胆囊炎:穿孔后胃液积聚在胆囊和十二指肠附近,类似急性胆囊炎的胆囊穿孔。胆囊炎表现为右上腹绞痛或持续性疼痛伴阵发性加剧,向右肩放射,体检可触及肿大的胆囊,Murphy征阳性,坏疽穿孔会出现弥漫性腹膜炎,但不会出现膈下游离气体,B超提示胆囊炎或胆囊结石。

(3)急性胰腺炎:临床表现与溃疡急性穿孔十分相似,但腹痛有由轻转重的过程,肌紧张较轻。血、尿淀粉酶和腹腔穿刺液淀粉酶明显升高,X线检查无膈下游离气体,CT、B超提示胰腺肿胀。

4.治疗

(1)非手术治疗:适用于全身情况好,症状体征较轻的空腹穿孔,判断穿孔较小,腹膜炎已局限者,或经水溶性造影剂证实穿孔已封闭者。

包括禁食、水,胃肠减压,静脉补液,恢复血容量,留置导尿管以观察尿量,静脉应用抗生素,通常用广谱头孢菌素,静脉输注PPI等制酸药物。这些患者易发生膈下或肝下脓肿,可用经皮穿刺导管引流治疗。

(2)手术治疗:适应证如下。①凡不适合予非手术治疗的急性穿孔病例,如症状重、腹痛剧烈、饱腹穿孔等。②经非手术治疗6～8小时后病情仍继续加重者。术前准备有禁食、胃肠减压;纠正血流动力学紊乱;抗生素治疗。

(3)手术方式。①单纯修补术:操作简便易行,手术时间短,风险小,但是远期效果差,5年复发率高。②胃大部切除术:在患者的具体情况、手术条件和手术者的经验允许情况下,可行胃大部切除术,既解决了穿孔问题,又解决了溃疡病的治疗问题。首先考虑保障患者的生命安全,一般认为患者的一般情况良好,有幽门梗阻或出血史,穿孔在12小时以内,腹腔污染较轻时,可行胃大部切除术。③单纯修补+高选择性迷走神经切除术:主要用于十二指肠溃疡穿孔,可降低溃疡复发率和再次手术率,但不适合穿孔时间>24小时或腹腔明显污染者。

(4)术后恢复:①持续胃肠减压。②术后给予H_2受体阻滞剂或PPI。

(二)溃疡急性出血

胃十二指肠溃疡患者溃疡基底的血管被侵蚀而导致破裂出血,引起患者大量呕血、黑便,导致红细胞、血红蛋白明显下降、脉率加快,血压下降,出现休克或休克前期症状,称为溃疡大出血。十二指肠溃疡患者出血较胃溃疡出血多见,估计消化性溃疡出血患者约占全部上消化道出血住院患者的50%。

1.临床表现

(1)症状:①患者多有典型溃疡病史,近期可有服用 NSAIDs 药物或皮质类固醇药物。②主要症状是呕血和解柏油样黑便,具体取决于出血的量和速度。③短期内失血超过 800 mL,可出现休克症状。

(2)体征:①腹部体征不明显,可有腹胀,上腹部轻压痛,肠鸣音亢进等。②出现休克时可有四肢湿冷、面色苍白、脉搏细速、呼吸急促、血压下降。

2.辅助检查

(1)急诊胃镜检查:可迅速明确出血部位和病因,24 小时内胃镜阳性率可达 70%~80%。检查见活动性出血也可尝试在内镜下凝血治疗。

(2)选择性腹腔动脉或肠系膜上动脉造影。用于血流动力学稳定的活动性出血患者,如出血量少或已停止,可能结果阴性。如明确出血点可采取栓塞等介入治疗。

(3)实验室检查:红细胞数、血红蛋白含量降低。

3.鉴别诊断

(1)食管胃底静脉曲张破裂出血:出血量更大,一次出血常达 500~1 000 mL,常可引起休克,主要表现是呕血,单纯便血较少。

(2)出血性胃炎:患者多有酗酒、服用 NSAID 药物或肾上腺皮质激素药物史、休克、烧伤等应激后,胃镜下见表浅的多发胃黏膜糜烂,部分病例仅见弥漫性渗血。

(3)胃癌出血:癌组织中心缺血坏死,侵蚀血管出血,常引起黑便。

(4)胆道出血:常有胆道感染、肝外伤等病史,出血量不大,每次为 200~300 mL,典型患者出现胆道出血三联症——胆绞痛、梗阻性黄疸、消化道出血。

4.治疗

(1)非手术治疗:对于出血量相对少、生命体征可控制平稳或非持续性出血的患者可先试行非手术治疗。①卧床休息,吸氧,建立静脉通道,监测生命体征。②快速滴注平衡盐溶液,根据血压、脉搏、尿量和周围循环状况判断失血量,无心脏病病史者收缩压降至 70~90 mmHg,提示失血显著,达全身 25% 总血容量范围,出血量大时输注浓缩红细胞。休克患者用中心静脉导管监测血流动力学。

(2)手术治疗如下。

适应证:持续出血 48 小时;出血速度快,血流动力学不稳定或短时间内(6~8 小时)需要输血>4 个单位;年龄>60 岁,有冠状动脉硬化症者;内镜止血失败或再出血风险较大;近期复发出血或合并其他并发症;血管造影栓塞无法止血或

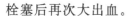

栓塞后再次大出血。

术前准备：禁食、胃肠减压；积极液体复苏，力争在血流动力学稳定的情况下进行手术；充分备血；应用 H_2 受体阻滞剂或质子泵抑制剂。

手术方式如下。①胃溃疡：连同溃疡切除远端胃，根据切除范围行 Billroth Ⅰ式吻合或 Billroth Ⅱ式吻合；溃疡切除，缝合胃切口，迷走神经切断合并幽门成形术；Ⅳ型溃疡可选用胃远端和小弯侧舌形连同溃疡一并切除，行 Roux-en-Y 吻合。②十二指肠溃疡出血：溃疡缝合止血并迷走神经干切断是最简单有效的手术；旷置溃疡的 Billroth Ⅱ式胃大部切除术。

术后康复：①术后继续禁食、胃肠减压；②根据情况继续补液、营养支持，必要时输血治疗；③静脉应用抑酸药物。

(三)瘢痕性幽门梗阻

慢性十二指肠溃疡或幽门管溃疡引起幽门部或十二指肠球部狭窄、变形，或合并周围水肿时引起狭窄者称瘢痕性幽门梗阻。

1.病史与体格检查

(1)病史：①大多数有多年的胃、十二指肠溃疡史；②进行性上腹饱胀（食后）、呕吐，呕吐多发生在餐后 30～60 分钟，以下午和夜间多见，呕吐物含大量宿食，不含胆汁，呕吐后症状缓解；③患者体重减轻，甚至极度消瘦。

(2)体格检查：①患者有不同程度的消瘦、失水；②上腹部可见胃型及蠕动波，可闻及上腹振水音；③胃肠减压出大量胃内潴留物，每天减压量大；④盐水负荷试验。通过鼻胃管将 700 mL 盐水在 3～5 分钟注入胃内，关闭胃管，30 分钟后回抽盐水，超过 350 mL 说明有梗阻。

2.辅助检查

(1)内镜检查：可见胃扩张含大量液体，幽门狭窄不规则，不能通过胃镜进入十二指肠。需做活检以排除恶性肿瘤。

(2)上消化道造影：可见扩大和无张力的胃，如少量造影剂进入十二指肠可见变形和瘢痕的球部，24 小时后造影剂仍有存留提示瘢痕性幽门梗阻。

(3)实验室检查：患者可有贫血、持续性呕吐引起的代谢性碱中毒伴脱水，血清电解质测定显示低钾、低氯和碳酸氢盐升高。

3.鉴别诊断

(1)痉挛水肿性幽门梗阻：呕吐为间歇性，经胃肠减压及抑酸治疗后可缓解，胃镜未见明显瘢痕形成。

(2)胃窦部肿瘤引起的梗阻：胃镜活检及钡餐可明确诊断。

(3)十二指肠肿瘤或胰头癌压迫引起上消化道梗阻:十二指肠球部以下梗阻,呕吐物含胆汁,根据X线、胃镜可鉴别。

4.治疗

(1)非手术治疗:①建立鼻胃管吸引;②纠正血容量和水电解质及代谢紊乱,肠外营养纠正营养状态;③抑酸治疗。

(2)手术治疗:瘢痕性梗阻是外科手术的绝对适应证。

术前准备:①完善相关检查;②鼻胃管减压5~7天,温盐水洗胃1~2天;③纠正水、电解质和代谢紊乱,恢复正氮平衡;④预防性使用抗生素;⑥给予H_2受体阻滞剂或质子泵抑制剂。

手术方式:①远端胃切除术;②胃窦切除加迷走神经切断;③迷走神经切断并引流术。

术后恢复:①继续加强营养支持;②给予H_2受体阻滞剂或质子泵抑制剂。

第二节 胃 癌

胃癌是我国最常见的恶性肿瘤之一,死亡率居恶性肿瘤首位。胃癌多见于男性,男女之比约为2:1。平均死亡年龄为61.6岁。

一、病因

尚不十分清楚,与以下因素有关。

(一)地域环境

地域环境不同,胃癌的发病率也大不相同,发病率最高的国家和最低的国家之间相差可达数十倍。在世界范围内,日本发病率最高,美国则很低。我国的西北部及东南沿海各省的胃癌发病率远高于南方和西南各省。生活在美国的第二、第三代日本移民由于地域环境的改变,发病率逐渐降低。

(二)饮食因素

饮食因素是胃癌发生的最主要原因。具体因素如下所述。

1.含有致癌物

如亚硝胺类化合物、真菌毒素、多环烃类等。

2.含有致癌物前体

如亚硝酸盐,经体内代谢后可转变成强致癌物亚硝胺。

3.含有促癌物

如长期高盐饮食破坏了胃黏膜的保护层,使致癌物直接与胃黏膜接触。

(三)化学因素

1.亚硝胺类化合物

多种亚硝胺类化合物均致胃癌。亚硝胺类化合物在自然界存在的不多,但合成亚硝胺的前体物质亚硝酸盐和二级胺却广泛存在。亚硝酸盐及二级胺在pH 1~3或细菌的作用下可合成亚硝胺类化合物。

2.多环芳烃类化合物

最具代表性的致癌物质是3,4-苯并芘。污染、烘烤及熏制的食品中3,4-苯并芘含量增高。3,4-苯并芘经过细胞内粗面内质网的功能氧化酶活化成二氢二醇环氧化物,并与细胞的DNA、RNA及蛋白质等大分子结合,致基因突变而致癌。

(四)幽门螺杆菌

1994年WHO国际癌症研究机构得出"幽门螺杆菌是一种致癌因子,在胃癌的发病中起病因作用"的结论。幽门螺杆菌感染率高的国家和地区常有较高的胃癌发病率,且随着幽门螺杆菌抗体滴度的升高胃癌的危险性也相应增加。幽门螺杆菌感染后是否发生胃癌与年龄有关,儿童期感染幽门螺杆菌发生胃癌的危险性增加;而成年后感染多不足以发展成胃癌。幽门螺杆菌致胃癌的机制有如下提法:①促进胃黏膜上皮细胞过度增生。②诱导胃黏膜细胞凋亡。③幽门螺杆菌的代谢产物直接转化胃黏膜。④幽门螺杆菌的DNA转换到胃黏膜细胞中致癌变。⑤幽门螺杆菌诱发同种生物毒性炎症反应,这种慢性炎症过程促使细胞增生和增加自由基形成而致癌。

(五)癌前疾病和癌前病变

这是2个不同的概念,胃的癌前疾病指的是一些发生胃癌危险性明显增加的临床情况,如慢性萎缩性胃炎、胃溃疡、胃息肉、胃黏膜巨大皱襞症、残胃等;胃的癌前病变指的是容易发生癌变的胃黏膜病理组织学变化,但其本身尚不具备恶性改变。现阶段得到公认的是不典型增生。不典型增生的病理组织学改变主要是细胞的过度增生和丧失了正常的分化,在结构和功能上部分地丧失了与原组织的相似性。不典型增生分为轻度、中度和重度3级。一般而言重度不典型增生易发生癌变。不典型增生是癌变过程中必经的一个阶段,这一过程是一个谱带式的连续过程,即正常→增生→不典型增生→原位癌→浸润癌。

此外,遗传因素、免疫监视机制失调、癌基因(如 *C-met*、*K-ras* 基因等)的过度表达和抑癌基因(如 *p*53、*APC*、*MCC* 基因等)突变、重排、缺失、甲基化等变化都与胃癌的发生有一定的关系。

二、病理

(一)肿瘤位置

1.初发胃癌

将胃大弯、胃小弯各等分为 3 份,连接其对应点,可分为上 1/3(U)、中 1/3(M)和下 1/3(L)。每个原发病变都应记录其二维的最大值。如果 1 个以上的分区受累,所有的受累分区都要按受累的程度记录,肿瘤主体所在的部位列在最前,如 LM 或 UML 等。如果肿瘤侵犯了食管或十二指肠,分别记为 E 或 D。胃癌一般以 L 区最为多见,约占半数,其次为 U 区,M 区较少,广泛分布者更少。

2.残胃癌

肿瘤在吻合口处(A),胃缝合线处(S),其他位置(O),整个残胃(T),扩散至食管(E)、十二指肠(D)、空肠(J)。

(二)大体类型

1.早期胃癌

早期胃癌指病变仅限于黏膜和黏膜下层,而不论病变的范围和有无淋巴结转移。癌灶直径 10 mm 以下称小胃癌,5 mm 以下称微小胃癌。早期胃癌分为 3 型(图 5-1):Ⅰ型,隆起型。Ⅱ型,表浅型,包括 3 个亚型,Ⅱa 型,表浅隆起型;Ⅱb 型,表浅平坦型;Ⅱc 型,表浅凹陷型。Ⅲ型,凹陷型。如果合并 2 种以上亚型时,面积最大的一种写在最前面,其他依次排在后面,如Ⅱc+Ⅲ。Ⅰ型和Ⅱa 型鉴别如下:Ⅰ型病变厚度超过正常黏膜的 2 倍,Ⅱa 型的病变厚度不到正常黏膜的 2 倍。

2.进展期胃癌

进展期胃癌指病变深度已超过黏膜下层的胃癌。按 Borrmann 分型法分为 4 型(图 5-2):Ⅰ型,息肉(肿块)型;Ⅱ型,无浸润溃疡型,癌灶与正常胃界限清楚;Ⅲ型,有浸润溃疡型,癌灶与正常胃界限不清楚;Ⅳ型,弥漫浸润型。

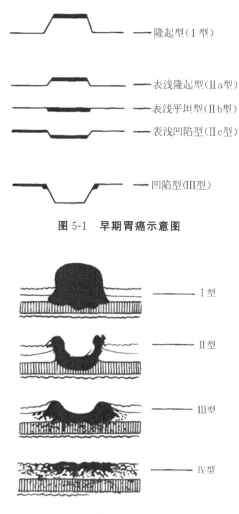

图 5-1　早期胃癌示意图

图 5-2　胃癌的 Borrmann 分型

(三)组织类型

(1)WHO(1990 年)将胃癌归类为上皮性肿瘤和类癌两种,其中前者又包括:①腺癌(包括乳头状腺癌、管状腺癌、低分化腺癌、黏液腺癌及印戒细胞癌)。②腺鳞癌。③鳞状细胞癌。④未分化癌。⑤不能分类的癌。

(2)日本胃癌研究会(1999 年)将胃癌分为以下 3 型。①普通型:包括乳头状腺癌、管状腺癌(高分化型、中分化型)、低分化性腺癌(实体型癌和非实体型癌)、印戒细胞癌和黏液细胞癌。②特殊型:包括腺鳞癌、鳞状细胞癌、未分化癌和不能分类的癌。③类癌。

(四)转移扩散途径

1.直接浸润

直接浸润是胃癌的主要扩散方式之一。当胃癌侵犯浆膜层时,可直接浸润腹膜、邻近器官或组织,主要有胰腺、肝脏、横结肠及其系膜等,也可借黏膜下层或浆膜下层向上浸润至食管下端、向下浸润至十二指肠。

2.淋巴转移

淋巴转移是胃癌的主要转移途径,早期胃癌的淋巴转移率近20%,进展期胃癌的淋巴转移率高达70%左右。一般情况下按淋巴流向转移,少数情况也有跳跃式转移。胃周淋巴结分为以下23组(图5-3),具体如下:除了上述胃周淋巴结外,还有2处淋巴结在临床上很有意义,一是左锁骨上淋巴结,如触及肿大为癌细胞沿胸导管转移所致;二是脐周淋巴结,如肿大为癌细胞通过肝圆韧带淋巴管转移所致。淋巴结的转移率=转移淋巴结数目/受检淋巴结数目。

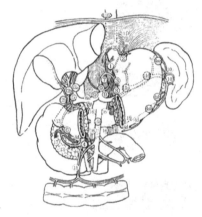

1.贲门右区;2.贲门左区;3.沿胃小弯;4sa.胃短血管旁;4sb.胃网膜左血管旁;4d.胃网膜右血管旁;5.幽门上区;6.幽门下区;7.胃左动脉旁;8a.肝总动脉前;8p.肝总动脉后;9.腹腔动脉旁;10.脾门;11p.近端脾动脉旁;11d.远端脾动脉旁;12a.肝动脉旁;12p.门静脉后;12b.胆总管旁;13.胰头后;14a.肠系膜上动脉旁;15.结肠中血管旁;16.腹主动脉旁(a1.膈肌主动脉裂孔至腹腔干上缘;a2.腹腔干上缘至左肾静脉下缘;b1.左肾静脉下缘至肠系膜下动脉上缘;b2.肠系膜下动脉上缘至腹主动脉分叉处);17.胰头前;18.胰下缘;19.膈下;20.食管裂孔;110.胸下部食管旁;111.膈上

图5-3 胃周淋巴结分组

3.血行转移

胃癌晚期癌细胞经门静脉或体循环向身体其他部位播散,常见的有肝、肺、骨、肾、脑等,其中以肝转移最为常见。

4.种植转移

当胃癌浸透浆膜后,癌细胞可自浆膜脱落并种植于腹膜、大网膜或其他脏器表面,形成转移性结节,黏液腺癌种植转移最为多见。若种植转移至直肠前凹,直肠指诊可能触到肿块。胃癌卵巢转移占全部卵巢转移癌的50%左右,其机制除以上所述外,也可能是经血行转移或淋巴逆流所致。

5.胃癌微转移

胃癌微转移是近几年提出的新概念,定义为治疗时已经存在但目前常规病理学诊断技术还不能确定的转移。

(五)临床病理分期

国际抗癌联盟(UICC)1987年公布了胃癌的临床病理分期,尔后经多年不断修改已日趋合理。

1.肿瘤浸润深度

用 T 来表示,可以分为以下几种情况:T_1,肿瘤侵及黏膜和(或)黏膜肌(M)或黏膜下层(SM),SM 又可分为 SM1 和 SM2,前者是指癌肿越过黏膜肌不足 0.5 mm,而后者则超过了0.5 mm。T_2,肿瘤侵及肌层(MP)或浆膜下(SS)。T_3,肿瘤浸透浆膜(SE)。T_4,肿瘤侵犯邻近结构或经腔内扩展至食管、十二指肠。

2.淋巴结转移

无淋巴结转移用 N_0 表示,其余根据肿瘤的所在部位,区域淋巴结分为三站,即 N_1、N_2、N_3。超出上述范围的淋巴结归为远隔转移(M_1),与此相应的淋巴结清除术分为 D_0、D_1、D_2 和 D_3(表5-1)。

表 5-1 肿瘤部位与淋巴结分站

肿瘤部位	N_1	N_2	N_3
L/LD	3 4d 5 6	1 7 8a 9 11p 12a 14v	4sb 8 p 12 b/p 13 16a_2/b_1
LM/M/ML	1 3 4sb 4d 5 6	7 8a 9 11p 12a	2 4sa 8p 10 11d 12b/p 13 14v 16a_2/b_1
MU/UM	1 2 3 4sa 4sb 4d 5 6	7 8a 9 10 11p 11d 12a	8p 12b/p 14v 16a_2/b_1 19 20
U	1 2 3 4sa 4sb	4d 7 8a 9 10 11p 11d	5 6 8p 12a 12b/p 16a_2/b_1 19 20
LMU/MUL/MLU/UML	1 2 3 4sa 4sb 4d 5 6	7 8a 9 10 11p 11d 12a 14v	8p 12b/p 13 16a_2/b_1 19 20

表5-1中未注明的淋巴结均为 M_1,如肿瘤位于 L/LD 时 4sa 为 M_1。

考虑到淋巴结转移的个数与患者的 5 年生存率关系更为密切,UICC 在新 TNM 分期中,对淋巴结的分期强调转移的淋巴结数目而不考虑淋巴结所在的解剖位置,规定如下:N_0 无淋巴结转移(受检淋巴结个数须≥15);N_1 转移的淋巴结数为 1~6 个;N_2 转移的淋巴结数为 7~15 个;N_3 转移的淋巴结数在 16 个以上。

3.远处转移

M_0 表示无远处转移;M_1 表示有远处转移。

4.胃癌分期

胃癌分期见表 5-2。

表 5-2　胃癌的分期

	N_0	N_1	N_2	N_3
T_1	I A	I B	II	
T_2	I B	II	III A	
T_3	II	III A	III B	
T_4	III A	III B		
$H_1 P_1 CY_1 M_1$				IV

IV期胃癌包括如下几种情况:N_3 淋巴结有转移、肝脏有转移(H_1)、腹膜有转移(P_1)、腹腔脱落细胞检查阳性(CY_1)和其他远隔转移(M_1),包括胃周以外的淋巴结、肺脏、胸膜、骨髓、骨、脑、脑脊膜、皮肤等。

三、临床表现

(一)症状

早期患者多无症状,以后逐渐出现上消化道症状,包括上腹部不适、心窝部隐痛、食后饱胀感等。胃窦癌常引起十二指肠功能的改变,可以出现类似十二指肠溃疡的症状。如果上述症状未得到患者或医师的充分注意而按慢性胃炎或十二指肠溃疡病处理,患者可获得暂时性缓解。随着病情的进一步发展,患者可逐渐出现上腹部疼痛加重、食欲减退、消瘦、乏力等;若癌灶浸润胃周血管则引起消化道出血,根据患者出血速度的快慢和出血量的大小,可出现呕血或黑便;若幽门被部分或完全梗阻则可致恶心与呕吐,呕吐物多为隔宿食和胃液;贲门癌和高位小弯癌可有进食哽噎感。此时虽诊断容易但已属于晚期,治疗较为困难且效果不佳。因此,外科医师对有上述临床表现的患者,尤其是中年以上的患者应细加分析,合理检查以避免延误诊断。

(二)体征

早期患者多无明显体征,上腹部深压痛可能是唯一值得注意的体征。晚期患者可能出现:上腹部肿块、左锁骨上淋巴结肿大、直肠指诊在直肠前凹触到肿块、腹水等。

四、诊断

胃镜和 X 线钡餐检查仍是目前诊断胃癌的主要方法,胃液脱落细胞学检查现已较少应用。此外,利用连续病理切片、免疫组化、流式细胞分析、RT-PCR 等方法诊断胃癌微转移也取得了一些进展,接下来也将做一简单介绍。

(一)纤维胃镜

纤维胃镜优点在于可以直接观察病变部位,且可以对可疑病灶直接钳取小块组织做病理组织学检查。胃镜的观察范围较大,从食管到十二指肠都可以观察及取活检。检查中利用刚果红、亚甲蓝等进行活体染色可提高早期胃癌的检出率。若发现可疑病灶应进行活检,为避免漏诊,应在病灶的四周钳取 4~6 块组织,不要集中一点取材或取材过少。

(二)X 线钡餐检查

X 线钡餐检查通过对胃的形态、黏膜变化、蠕动情况及排空时间的观察确立诊断,痛苦较小。近年随着数字化胃肠造影技术逐渐应用于临床使影像更加清晰,分辨率大为提高,因此 X 线钡餐检查仍是目前胃癌的主要诊断方法之一。其不足是不能取活检,且不如胃镜直观,对早期胃癌诊断较为困难。进展期胃癌 X 线钡餐检查所见与 Borrmann 分型一致,即表现为肿块(充盈缺损)、溃疡(龛影)或弥漫性浸润(胃壁僵硬、胃腔狭窄等)3 种影像。早期胃癌常需借助于气钡双重对比造影。

(三)影像学检查

影像学检查常用的有腹部超声、超声内镜(EUS)、多层螺旋 CT(MSCT)等。这些影像学检查除了能了解胃腔内和胃壁本身(如超声内镜可将胃壁分为 5 层对浸润深度做出判断)的情况外,主要用于判断胃周淋巴结,胃周器官肝、胰及腹膜等部位有无转移或浸润,是目前胃癌术前 TNM 分期的首选方法。分期的准确性:普通腹部超声为 50%,EUS 与 MSCT 相近,在 76% 左右,但 MSCT 在判断肝转移、腹膜转移和腹膜后淋巴结转移等方面优于 EUS。此外,MSCT 扫描三维立体重建模拟内镜技术近年也开始用于胃癌的诊断与分期,但尚需进一步积累经验。

(四)胃癌微转移的诊断

胃癌微转移的诊断主要采用连续病理切片、免疫组化、反转录聚合酶链反应(RT-PCR)、流式细胞术、细胞遗传学、免疫细胞化学等先进技术,检测淋巴结、骨髓、周围静脉血及腹腔内的微转移灶,阳性率显著高于普通病理检查。胃癌微转移的诊断可为医师判断预后、选择术式、确定淋巴结清扫范围、术后确定分期及建立个体化的化疗方案提供依据。

五、鉴别诊断

大多数胃癌患者经过外科医师初步诊断后,通过 X 线钡餐或胃镜检查都可获得正确诊断。在少数情况下,胃癌需与胃良性溃疡、胃肉瘤、胃良性肿瘤及慢性胃炎相鉴别。

(一)胃良性溃疡

胃良性溃疡与胃癌相比较,胃良性溃疡一般病程较长,曾有典型溃疡疼痛反复发作史,抗酸剂治疗有效,多不伴有食欲减退。除非合并出血、幽门梗阻等严重的并发症,多无明显体征,不会出现近期明显消瘦、贫血、腹部包块甚至左锁骨上窝淋巴结肿大等。更为重要的是,X 线钡餐下良性溃疡直径常<2.5 cm,圆形或椭圆形龛影,边缘整齐,蠕动波可通过病灶;胃镜下可见黏膜基底平坦,有白色或黄白色苔覆盖,周围黏膜水肿、充血,黏膜皱襞向溃疡集中。而癌性溃疡与此有很大的不同,详细特征参见胃癌诊断部分。

(二)胃良性肿瘤

胃良性肿瘤多无明显临床表现,X 线钡餐显示为圆形或椭圆形的充盈缺损,而非龛影。胃镜下则表现为黏膜下包块。

六、治疗

(一)手术治疗

手术治疗是胃癌最有效的治疗方法。胃癌根治术应遵循以下 3 点要求:①充分切除原发癌灶。②彻底清除胃周淋巴结。③完全消灭腹腔游离癌细胞和微小转移灶。胃癌的根治度分为3级:A 级,D>N,即手术切除的淋巴结站别大于已有转移的淋巴结站别;切除胃组织切缘 1 cm 内无癌细胞浸润。B 级,D=N,或切缘 1 cm 内有癌细胞浸润,也属于根治性手术。C 级,仅切除原发灶和部分转移灶,有肿瘤残余,属于非根治性手术。

1.早期胃癌

20 世纪 50～60 年代曾将胃癌标准根治术定为胃大部切除加 DF 淋巴结清除术,小于这一范围的手术不列入根治术。但是多年来经过多个国家的大宗病例的临床和病理反复实践与验证,发现这一原则有所欠缺,并由此提出对某些胃癌可行缩小手术,包括缩小胃的切除范围、缩小淋巴结的清除范围和保留一定的脏器功能。这样使患者既获得了根治又有效地减小了手术的侵袭、提高了手术的安全性和手术后的生存质量。常用的手术方式有:①内镜或腔镜下黏膜切除术:适用于黏膜分化型癌,隆起型<20 mm、凹陷型(无溃疡形成)<10 mm。该术式创伤小但切缘癌残留率较高,达 10%。②其他手术:根据病情可选择各种缩小手术,常用的有腹腔镜下或开腹胃部分切除术、保留幽门的胃切除术、保留迷走神经的胃部分切除术和 D_1 手术等,病变范围较大的则应行 D_2 手术。早期胃癌经合理治疗后黏膜癌的 5 年生存率为98.0%、黏膜下癌为 88.7%。

2.进展期胃癌

根治术后 5 年生存率一般在 40%左右。对局限性胃癌未侵犯浆膜或浆膜为反应型、胃周淋巴结无明显转移的患者,以 DF 手术为宜。局限型胃癌已侵犯浆膜、浆膜属于突出结节型,应行 DF 手术。NF 阳性时,在不增加患者并发症的前提下,选择 DF 手术。一些学者认为扩大胃周淋巴结清除能够提高患者术后5 年生存率,并且淋巴结的清除及病理学检查对术后的正确分期、正确判断预后、指导术后监测和选择术后治疗方案都有重要的价值。

3.胃癌根治术

胃癌根治术包括根治性远端或近端胃大部切除术和全胃切除术 3 种。根治性胃大部切除术的胃切断线依胃癌类型而定,Borrmann Ⅰ型和 Borrmann Ⅱ型可少一些,Borrmann Ⅲ型则应多一些,一般应距癌外缘 4～6 cm 并切除胃的3/4～4/5;根治性近端胃大部切除术和全胃切除术应在贲门上 3～4 cm 切断食管;根治性远端胃大部切除术和全胃切除术应在幽门下 3～4 cm 切断十二指肠。以 L 区胃癌 D_2 根治术为例说明远端胃癌根治术的切除范围:切除大网膜、小网膜、横结肠系膜前叶和胰腺被膜;清除 N_1 淋巴结 3、4d、5、6 组;N_2 淋巴结 1、7、8a、9、11p、12a、14v 组;幽门下3～4 cm 处切断十二指肠;距癌边缘 4～6 cm 切断胃。根治性远端胃大部切除术后消化道重建与胃大部切除术后相同。根治性近端胃大部切除术后将残胃与食管直接吻合,要注意的是其远侧胃必须保留全胃的 1/3 以上,否则残胃将无功能。根治性全胃切除术后消化道重建的方法较多,常用的有(图 5-4):①食管空肠 Roux-en-Y 法:应用较广泛并在此基础上演变出多种变法。②食管空肠祥式吻合法：常用 Schlatter 法，也有多种演变方法。全胃切除术后的主要并发症有食管空肠吻合口瘘、食管空肠吻合口狭窄、反流性食管炎、排空障碍、营养性并发症等。

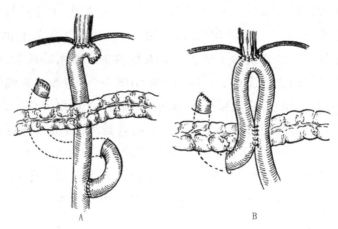

图 5-4　全胃切除术后消化道重建的常用方法

A.Roux-en-Y 法；B.Schlatter 法

4.扩大胃癌根治术与联合脏器切除术

扩大胃癌根治术是指包括胰体、胰尾及脾在内的根治性胃大部切除术或全胃切除术。联合脏器切除术是指联合肝或横结肠等脏器的切除术。联合脏器切除术损伤大、生理干扰重，故不应作为姑息性治疗的手段，也不宜用于年老体弱、心、肺、肝、肾功能不全或营养、免疫状态差的患者。

5.姑息手术

其目的有二：一是减轻患者的癌负荷；二是解除患者的症状，如幽门梗阻、消化道出血、疼痛或营养不良等。术式主要有以下几种：①姑息性切除，即切除主要癌灶的胃切除术。②旁路手术，如胃空肠吻合术。③营养造口，如空肠营养造口术。

6.腹腔游离癌细胞和微小转移灶的处理

术后腹膜转移是术后复发的主要形式之一。已浸出浆膜的进展期胃癌随着受侵面积的增大，癌细胞脱落的可能性也增加，为消灭脱落到腹腔的游离癌细胞，可采取如下措施。

(1)腹腔内化疗：可在门静脉内、肝脏内和腹腔内获得较高的药物浓度，而外周血中的药物浓度则较低，这样药物的毒副作用就随之减少。腹腔内化疗的方法主要有两种：①经皮腹腔内置管。②术中皮下放置植入式腹腔泵或 Tenckhoff 导管。

(2)腹腔内高温灌洗:在完成根治术后应用封闭的循环系统,以 42～45 ℃ 的蒸馏水恒温下行腹腔内高温灌洗,蒸馏水内可添加各种抗癌药物,如 ADM、DDP、MMC、醋酸氯己定等。一般用 4 000 mL 左右的液体,灌洗 3～10 分钟。早期胃癌无须灌洗。T_2 期胃癌虽未穿透浆膜,但考虑到胃周淋巴结转移在 40% 以上,转移癌可透过淋巴结被膜形成癌细胞的二次脱落、术中医源性脱落以及 T_2 期胃癌患者死于腹膜转移的达 1.2%～1.8%,所以也主张行腹腔内高温灌洗。至于 T_3 期与 T_4 期胃癌,腹腔内高温灌洗则能提高患者的生存期。

(二)化学治疗

胃癌对化疗药物有低度至中度的敏感性。胃癌的化疗可于术前、术中和术后进行,以下主要介绍常用的术后辅助化疗。术后化疗的意义在于在外科手术的基础上杀灭亚临床癌灶或脱落的癌细胞,以达到降低或避免术后复发、转移的目的。目前对胃癌术后化疗的疗效仍存在较大的争议,一些荟萃分析显示术后化疗患者的生存获益较小。

1.适应证

(1)根治术后患者:早期胃癌根治术后原则上不必辅以化疗,但具有下列一项以上者应辅助化疗:癌灶面积＞5 cm²、病理组织分化差、淋巴结有转移、多发癌灶或年龄＜40 岁。进展期胃癌根治术后无论有无淋巴结转移,术后均需化疗。

(2)非根治术后患者:如姑息性切除术后、旁路术后、造瘘术后、开腹探查未切除以及有癌残留的患者。

(3)不能手术或再发的患者:要求患者全身状态较好、无重要脏器功能不全。4 周内进行过大手术、急性感染期、严重营养不良、胃肠道梗阻、重要脏器功能严重受损、血白细胞数低于 $3.5×10^9/L$、血小板数低于 $80×10^9/L$ 等不宜化疗。化疗过程中如出现上述情况也应终止化疗。

2.常用化疗方案

已证实胃癌化疗联合用药优于单一用药。临床上常用的化疗方案及疗效如下。

(1)FAM 方案:由 5-FU(氟尿嘧啶)、ADM(多柔比星)和 MMC(丝裂霉素)3 药组成,用法:5-FU (600 mg/m²),静脉滴注,第 1、第 8、第 29、第 36 天;ADM 30 mg/m²,静脉注射,第 1、第 29 天;MMC 10 mg/m²,静脉注射,第 1 天。每 2 个月重复一次。有效率为 21%～42%。

（2）UFTM 方案：由 UFT（替加氟/尿嘧啶）和 MMC 组成，用法：UFT 600 mg/d，口服；MMC 6～8 mg，静脉注射，1 次/周。以上两药连用 8 周，有效率为 9％～67％。

（3）替吉奥（S-1）方案：由替加氟（FT）、吉莫斯特（CDHP）和奥替拉西钾 3 药按一定比例组成，前者为 5-FU 前体药物，后两者为生物调节剂。用法为：40 mg/m²，2 次/天，口服；6 周为 1 个疗程，其中用药 4 周，停药 2 周。有效率为 44.6％。

近年胃癌化疗新药如紫杉醇类（多西他赛，docetaxel）、拓扑异构酶Ⅰ抑制药（伊立替康，irinotecan）、口服氟化嘧啶类（卡培他滨，capecitabine）、第三代铂类（奥沙利铂，oxaliplatin）等备受关注，含新药的化疗方案呈逐年增高趋势，这些新药单药有效率＞20％，联合用药疗效更好，可达 50％以上。此外，分子靶向药物联合化疗也在应用和总结经验中。

（三）放射治疗

胃癌对放射线敏感性较低，因此多数学者不主张术前放疗。因胃癌复发多在癌床和邻近部位，故术中放疗有助于防止胃癌的复发。术中放疗的优点为：①术中单次大剂量（20～30 Gy）放射治疗的生物学效应明显高于手术前、后相同剂量的分次照射。②能更准确地照射到癌复发危险较大的部位，即肿瘤床。③术中可以对周围的正常组织加以保护，减少放射线的不良反应。术后放疗仅用于缓解由狭窄、癌浸润等所引起的疼痛以及对残癌处（非黏液细胞癌）银夹标志后的局部治疗。

（四）免疫治疗

生物治疗在胃癌综合治疗中的地位越来越受到重视。主要包括：①非特异性免疫增强剂：临床上应用较为广泛的主要有：卡介苗、短小棒状杆菌、香菇多糖等。②过继性免疫制剂：属于此类的有淋巴因子激活的杀伤细胞（LAK）、细胞毒性 T 细胞（CTL）等及一些细胞因子，如白细胞介素-2（IL-2）、肿瘤坏死因子（TNF）、干扰素（IFN）等。

（五）中药治疗

中药治疗是通过"扶正"和"驱邪"来实现的，如人参、黄芪、六味地黄丸等具有促进骨髓有核细胞及造血干细胞的增生、激活非特异性吞噬细胞和自然杀伤细胞、加速 T 淋巴细胞的分裂、诱导产生干扰素等"扶正"功能。再如健脾益肾冲剂具有清除氧自由基的"祛邪"功能。此外，一些中药可用于预防和治疗胃癌化疗中的不良反应,如恶心、呕吐、腹胀、食欲减退,白细胞、血小板数减少和贫血等。

(六)基因治疗

基因治疗主要有抑癌基因治疗、自杀基因治疗、反义基因治疗、核酶基因转染治疗和基因免疫治疗等。虽然这些治疗方法目前多数还仅限于动物试验,但正逐步走向成熟,有望将来成为胃癌治疗的新方法。

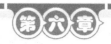

肝脏疾病

第一节　门静脉高压症

一、临床表现

门静脉高压症可发生于任何年龄,多见于 30～60 岁的中年男性。病因中以慢性肝炎为最常见,在我国占 80％以上,其他病因有血吸虫病、长期酗酒、药物中毒、自身免疫性疾病和先天异常等。其临床表现包括两方面:一是原发疾病本身如慢性肝炎、肝硬化或血吸虫病引起的虚弱乏力、食欲缺乏、嗜睡等。另一类是门静脉高压所引起的,如脾大和脾功能亢进、呕血黑便及腹水等。

(一)症状

1.脾大和脾功能亢进

所有门静脉高压症患者都有不同程度的脾大。体检时,多数可在肋缘下扪及脾脏,严重者脾下极可达脐水平以下。随着病情进展,患者均伴有脾功能亢进症状,出现反复感染、牙龈及鼻出血、皮下瘀点、瘀斑、女性月经过多和头晕乏力等症状。

2.黑便和(或)呕血

所有患者均有食管胃底静脉曲张,其中 50％～60％可在一定诱因下发生曲张静脉破裂出血。诱因有胃酸反流、机械性损伤和腹压增加。出血的表现形式可以是黑便、柏油样便,也可以是呕血伴黑便,这与出血量和出血速度相关。如出血量大、速度快,大量血液来不及从胃排空,即可发生呕血伴黑便,出血量特大时,可呕吐鲜血伴血块,稀血便也呈暗红色。少量的出血可以通过胃肠道排出而仅表现为黑便。由于食管胃底交通支特殊的位置和组织结构,以及肝功能损害

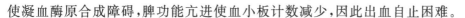

使凝血酶原合成障碍,脾功能亢进使血小板计数减少,因此出血自止困难。

出血早期可出现脉搏加快、血压下降等血容量不足的表现,如不采取措施或者出血速度极快,患者很快就进入休克状态。组织灌注不足、缺氧等可使肝功能进一步损害,最终导致肝性脑病。据统计,上消化道大出血是门静脉高压症死亡的主要原因之一,占 42%。首次大出血的病死率为 19.3%,再次出血的病死率为 58%。而一旦发生出血,1 年内再出血率可达 70%,2 年内接近 100%。

3.腹水

1/3 的患者有腹水。腹水的产生往往提示肝功能失代偿,出血、感染和手术创伤可以加重腹水。少量腹水时患者可以没有症状,大量腹水时患者出现腹胀、气急、下肢水肿和尿少等症状,合并感染时会出现腹膜炎征象。如果通过保肝、利尿和休养等措施使腹水得以消退,说明肝功能有部分代偿能力。有些患者的腹水治疗后亦难消退,即所谓难治性腹水,提示预后不佳。

(二)体征

患者一般营养不良,可有慢性肝病的征象如面色晦暗、巩膜黄染、肝掌、蜘蛛痣、男性乳房发育和睾丸萎缩。腹部检查可见前腹壁曲张静脉,程度不一,严重者呈蚯蚓样,俗称"水蛇头"。肝右叶不大,肝左叶可在剑突下扪及,质地硬,边缘锐利,形态不规则。脾大超过左肋缘,严重者可达脐下。肝浊音界缩小,移动性浊音阳性。部分患者下肢有指压性水肿。

二、检查

(一)实验室检查

1.血常规

脾功能亢进时全血细胞计数均减少,其中白细胞和血小板计数下降最早,程度重。前者可降至 $3×10^9/L$ 以下,后者可降至 $30×10^9/L$ 以下。红细胞计数减少往往出现较晚,程度较轻。

2.肝功能

门静脉高压症患者的肝功能均有不同程度异常,表现为总胆红素升高,清蛋白降低,球蛋白升高,白球蛋白比例倒置,凝血酶原时间延长,转氨酶升高等。肝炎后和酒精性肝硬化的肝功能异常往往比血吸虫性肝硬化严重。

3.免疫学检查

肝硬化时血清 IgG、IgA、IgM 均可升高,一般以 IgG 升高为最显著,可有非特异性自身抗体,如抗核抗体、抗平滑肌抗体等。乙肝患者的乙肝病毒标记可阳性,同时应检测 HBsAg、HBcAb IgM 和 IgG、HBeAg、HBeAb 和 HBV-DNA,了解有无病毒复制。丙肝患者的抗 HCV 抗体阳性。乙肝合并丁肝患者抗 HDV 阳性。

肝活检虽然可以明确肝硬化的病因和程度,肝炎的活动性,但是无法了解门静脉高压的严重程度,而且可能引起出血、胆漏,存在一定的风险,应该慎用。

(二)特殊检查

1.食管吞钡 X 线检查

钡剂充盈时,曲张静脉使食管轮廓呈虫蚀状改变;排空时,曲张静脉表现为蚯蚓样或串珠样负影。此项检查简便而安全,容易被患者接受。但是它仅能显示曲张静脉的部位和程度,无法判断出血的部位,对上消化道出血的鉴别诊断有一定的局限性。

2.内镜检查

内镜已经广泛应用于食管静脉曲张检查,基本取代吞钡 X 线检查,成为首选。过去认为内镜检查容易引起机械性损伤,诱发曲张静脉破裂出血。随着内镜器械的更新换代和操作技术的熟练,对有经验的内镜医师而言这种风险已经很小。内镜检查可观察食管胃底曲张静脉的范围、大小和数目,观察曲张静脉表面黏膜有无红色条纹、樱红色斑或血泡样斑,这些改变统称为红色征,红色征往往预示着患者出血的风险明显加大。急症情况下内镜可清楚、直观地观察出血部位,有条件时,可对曲张静脉进行硬化剂注射或者套扎。同时,内镜可深入胃及十二指肠,了解有无出血病灶,有很好的鉴别诊断价值。

3.腹部超声检查

B 超可以显示肝的大小、密度、质地及有无占位,脾脏大小,腹水量。彩色多普勒超声可以显示门静脉系统血管的直径、血流量、血流方向、有无血栓以及侧支血管开放程度。

4.磁共振门静脉系统成像(MRA)检查

可以整体地、三维显示肝血管系统、门静脉系统、侧支血管分布位置、肾血管及肾功能状态,具有无创、快捷、准确和直观等优点,对门静脉高压症的手术决策有重要的指导作用。MRA 结合多普勒超声已经成为门静脉高压症的术前常规检查项目。

5.CT 检查

CT 结合超声检查可以了解肝体积、密度及质地,腹水量,有助于判断患者对手术的耐受力和预后,但更重要的是排除可能同时存在的原发性肝癌。

三、诊断

详细询问病史以了解病因。例如有无血吸虫病、病毒性肝炎、酗酒或者药物中毒等引起肝硬化的病史;有无腹部外伤、手术、感染或者晚期肿瘤等可能引起门静脉炎症、栓塞或外在压迫的因素。询问上消化道出血的情况,主要是出血的时间、程度、次数、频度和治疗措施。有无输血史。了解有无脾功能亢进的表现,如贫血、经常感冒、牙龈和皮下出血、月经量多等。了解是否有过腹水的表现,如腹胀、食欲缺乏、乏力和下肢水肿等。

体检时注意营养状况,有无贫血貌、黄疸、肝掌、蜘蛛痣、腹壁脐周静脉曲张、肝脾大及腹水等。

对于血常规结果变化不完全符合脾功能亢进者,必要时需行骨髓穿刺涂片检查,以除外骨髓造血功能障碍。按照 Child 标准或者国内标准对肝功能检查指标进行分级,以评价患者的肝功能储备。病原学检查时应同时检测甲胎蛋白以除外伴发肝癌的可能。

影像学检查可显示肝、脾、门静脉系统的改变,内镜检查可显示食管胃底曲张静脉的情况,两者结合可为门静脉高压症提供一幅三维图像。这既有助于明确诊断,又可为制订治疗方案提供参考。

如有典型的病史,结合实验室检查、影像学检查和内镜检查,门静脉高压症的诊断即可确立。

四、鉴别诊断

(一)上消化道出血

凡遇急性上消化道出血患者,首先要鉴别出血的原因及部位,除了曲张静脉破裂出血以外,常见原因还有胃癌和胃十二指肠溃疡。

从病史上分析,胃癌好发于老年患者,多数有较长时间的中上腹隐痛不适、食欲缺乏、呕吐和消瘦。门静脉高压症好发于中年患者,有较长的肝炎、血吸虫病或者酗酒病史,表现为面色晦暗、肝掌、蜘蛛痣、腹壁静脉曲张、脾大和腹水。溃疡病好发于青年患者,季节变化易发,多数有空腹痛、嗳气和反酸等典型症状。从出血方式和量上分析,溃疡病和胃癌的出血量少,速度慢,以黑便为主,药物治疗有效。曲张静脉破裂的出血量大,速度快,以呕吐鲜血为主,同时伴有暗红色血便,药物治疗往往无效。

内镜检查对于急性上消化道出血的鉴别诊断很有价值,它既能及时地查明出血部位,进而明确出血原因,也能做应急止血治疗。值得注意的是,在门静脉高压症伴上消化道出血的患者中,有 25% 不是因为曲张静脉破裂,而是门静脉高压性胃黏膜病变(PHG)或者胃溃疡。这些患者常合并有反流性胃炎,同时胃黏膜淤血、缺氧,从而导致胃黏膜糜烂出血。

如果情况不允许做内镜检查,可采用双气囊三腔管压迫法来帮助鉴别诊断。如经气囊填塞压迫后出血停止,胃管吸引液中不再有新鲜血液,可确定为食管胃底曲张静脉破裂出血。三腔管压迫同时也可用来暂时止血,避免患者失血过多,为下一步治疗争取时间。

(二)脾大和脾功能亢进

许多血液系统疾病也可能有脾大、周围血全血细胞减少等情况,但这些患者无肝炎病史,肝功能正常,内镜和影像学检查也没有门静脉压力增高的征象,一般容易鉴别。鉴别困难时可行骨髓穿刺涂片或活检。

(三)腹水

肝硬化腹水需要与肝静脉阻塞综合征、缩窄性心包炎、恶性肿瘤及腹腔炎症(特别是结核性腹膜炎)引起的腹水作鉴别。除了典型的病史和体征以外,影像学检查是很好的鉴别方法。绝大多数可借此得到明确的诊断。如果怀疑是恶性肿瘤和炎症引起的腹水,还可通过腹腔穿刺抽液来获得直接证据。

五、治疗

肝硬化的病理过程是难以逆转的,由肝硬化引起的门静脉高压症也是无法彻底治愈的。外科治疗只是针对其所引起的继发症状,如食管胃底静脉曲张、脾大和脾功能亢进、腹水而进行。其中又以防治食管胃底曲张静脉破裂出血为最主要的任务,目的是为了暂时挽救患者的生命,延缓肝功能的衰竭。以下主要介绍这方面的内容。

根据食管胃底曲张静脉破裂出血的自然病程,预防和控制上消化道出血的治疗包括 3 个层次:①预防首次出血,即初级预防;②控制活动性急性出血;③预防再出血。后两项称为次级预防。

(一)预防首次出血

药物是预防曲张静脉出血的重要方法。首选非选择性 β 受体阻滞剂,如普萘洛尔、纳多洛尔及噻吗洛尔等,这类药物的作用机制是:①通过 β_1 受体阻滞减少心排出量,反射性引起脾动脉收缩,减少门静脉血流量;②通过 β_2 受体阻滞,促进内脏动脉收缩,减少门静脉血流量;③直接作用于门静脉侧支循环,降低食管、胃区域的血流量。研究证实给予足量非选择性β受体阻滞剂后门静脉压力可降低20%～30%,奇静脉压力可降低30%,首次出血的相对风险降低45%～50%,绝对风险降低10%。目前临床常用的是普萘洛尔(心得安),10～20 mg,一天2次,每隔1～3天增加原剂量的50%使之达到有效浓度。目标是使静息时心率下降到基础心率的75%或达50～60次/分,然后维持治疗至少1个月。可长期用药,根据心率调整剂量。普萘洛尔的禁忌证包括窦性心动过缓、支气管哮喘、慢性阻塞性肺部疾病、心力衰竭、低血压、房室传导阻滞及胰岛素依赖性糖尿病等。

扩血管药物如硝酸酯类也能降低门静脉和侧支循环的阻力,从而降低门静脉压力。但没有证据表明其在降低首次出血发生率和病死率方面的优势。所以,目前不主张单独或联合使用硝酸酯类药物来预防首次出血。

内镜治疗也可以用于预防首次出血。相比硬化剂治疗,套扎治疗根除曲张静脉快,并发症少,疗效优于药物治疗,因此可推荐使用。

是否需要行手术以预防首次出血,目前还存在争议。大量统计数据表明,肝硬化患者中约有40%存在食管胃底静脉曲张,而其中50%～60%可能并发大出血。这说明有食管胃底静脉曲张的患者不一定会发生大出血。临床上还看到,部分从未出血的患者在预防性手术后反而发生出血。另外,肝炎后肝硬化患者的肝功能损害都比较严重,手术也会给他们带来额外负担,因此一般不主张做预防性手术。

(二)控制活动性急性出血

食管胃底曲张静脉破裂出血的特点是来势迅猛,出血量大,如不及时治疗很快就会危及生命。因此,处理一定要争分夺秒,不一定非要等待诊断明确。

1.初步处理

包括维持循环、呼吸功能和护肝疗法3个方面。在严密监测血压、脉搏和呼吸的同时,应立即补液、输血,防止休克。如果收缩压低于10.7 kPa(80 mmHg),估计失血量已达800 mL以上,应快速输血。补液、输血时应该注意:①切忌过量输血,由于肝硬化患者均存在水钠潴留,血浆容量比正常人高,过多的输注反而会导致门静脉压力增高而发生再出血。因此,在补充丧失量时只需维持有效循环或使血细胞比容维持在30%即可;②以输注24小时内新鲜血为宜,由于肝硬化患者缺乏凝血因子并伴有纤溶系统异常,血小板计数也明显减少,大量输注库存血会加重凝血功能障碍。另外,肝硬化患者红细胞内缺乏具有将氧转运到组织能力的2,3-双磷酸甘油酸,而库存血中此物质也呈进行性降低,因此新鲜血不但能纠正凝血功能障碍,而且还能改善组织的氧供。如果无条件输注新鲜血,可在输血的同时加输适量新鲜血浆及血小板;③避免或少用含盐溶液,因为肝硬化患者存在高醛固酮血症,水钠潴留,含盐溶液会促进腹水的形成。

出血时应维持呼吸道的通畅,给氧。有大量呕血时应让患者头侧转,防止误吸导致窒息。年老体弱、病情危重者可考虑呼吸机维持呼吸。

出血时应给予护肝药物,改善肝功能。忌用任何对肝肾有损害的药物,如镇静剂、氨基糖苷类抗生素。出血时容易并发肝性脑病,原因有血氨升高、脑缺氧、低钾血症和过量使用镇静剂等,而血氨升高是主要原因。因此,预防肝性脑病除了积极改善肝血供以外,可给予高浓度葡萄糖液和大量维生素,必要时还可加用脱氨药物如乙酰谷氨酰胺与谷氨酸盐,以及左旋多巴(对抗假性神经递质制剂)。支链氨基酸对维持营养和防治肝性脑病有重要价值。同时,清除肠道内积血。为抑制肠道细菌繁殖以减少氨的形成和吸收,可经胃管或三腔管用低温盐水灌洗胃腔内积血。然后用 50%硫酸镁 60 mL 加新霉素 4 g 由胃管内注入,亦可口服 10%甘露醇溶液导泻或盐水溶液灌肠。忌用肥皂水灌肠,因碱性环境有利于氨的吸收,易诱发肝性脑病。半乳糖苷-果糖口服或灌肠也可减少氨的吸收,还可以促进肠蠕动,加快肠道积血的排出。

由于呕吐(吐血)、胃肠减压及冲洗,患者容易出现低钾血症和代谢性碱中毒。使用利尿剂也可增加尿钾的丢失,加重碱中毒。两者共同作用既可以阻碍氧向组织中释放,又可增加氨通过血-脑屏障的能力,加重肝功能的损害,诱发肝性脑病。因此,应密切监测血气分析和电解质,及时纠正低钾血症和代谢性碱中毒。

2.止血治疗

(1)药物止血:门静脉压力的高低取决于门静脉血流量的多少,以及肝内和门体间侧支循环的压力高低这两个因素。门静脉血流量取决于心排血量和内脏小动脉的张力。血管收缩剂和血管扩张剂是经常使用的两类止血药物,前者选择性作用于内脏血管床,通过减少门静脉血流量直接降低门静脉压力,而后者是通过减小门静脉和肝血窦的阻力来降低门静脉压力,两类药物联合应用可以最大限度地达到降压的目的。

特利加压素是人工合成的赖氨酸血管升压素,具有双重效应:即刻发挥缩血管作用,然后其末端甘氨酰基脱落,转化为血管升压素继续发挥晚发的缩血管效应。因此它的生物活性更持久,且因为对平滑肌无作用而使全身反应轻,临床推荐为一线使用。特利加压素的标准给药方式为:最初 24 小时用 2 mg,每4 小时静脉注射 1 次,随后 24 小时用 1 mg,每 4 小时静脉注射 1 次。

血管升压素:属半衰期很短的肽类,具有强烈的收缩内脏血管、减少心排出量、减慢心率、减少门静脉血流量及降低肝静脉楔压的作用。常用剂量:以 5% 葡萄糖液将药物稀释成 0.1～0.3 U/mL,用 0.4 U/min 速度作外周静脉滴注,并维持 24 小时。若有效,第 2 天减半用量,第 3 天用 1/4 剂量。此药最严重的并发症为脑血管意外、下肢及心肌缺血,因此不作为一线治疗。使用时应同时静脉滴注硝酸甘油(10～50 μg/min),这样不仅可抵消对心肌的不良反应,而且可使门静脉压力下降更明显。另外,血管升压素还具有抗利尿激素作用,可导致稀释性低钠血症、尿少及腹绞痛,使用时应注意。

生长抑素:天然的生长抑素为 14 肽,由下丘脑的正中隆起和胰岛的 α 细胞合成和分泌。除了具有调节内分泌激素的作用外,还具有血管活性作用,故可用于急性出血的治疗。生长抑素可选择性地减少内脏尤其是肝的血流量,因此具有降低门静脉压力和减少侧支循环血流量的作用。同时对全身其他部位血管没有影响,心排血量和血压不会改变。生长抑素在肝代谢,其半衰期非常短,正常人仅 2～3 分钟,肝硬化者为 3～4.8 分钟,所以需要不间断静脉滴注。用法为首剂 250 μg 静脉推注,继以 250 μg/h 持续静脉滴注,必要时可将剂量加倍。有证据表明双倍剂量的效果优于标准剂量。人工合成的 8 肽生长抑素类似物——奥曲肽,其半衰期可达 70～90 分钟,作用更强,持续时间更长。用法为首剂 100 μg 静脉推注,继以 25～50 μg/h 持续静脉滴注。生长抑素应该在出血后尽早使用,一般维持 3～5 天,短期内无效应考虑其他止血措施。

(2)三腔管止血:由于患者出血程度的减轻和药物控制出血的效率提高,真正需要使用三腔管来止血的患者明显减少,占 5%～10%。这项措施是过渡性的,目的就是暂时止血或减少出血量,为后续治疗赢得时间。它操作简便,不需要特殊设备,止血疗效确切,可以在大多数医院开展。现在最常用的是双气囊三腔管,胃气囊呈球形,容积 200 mL,用于压迫胃底及贲门以减少自胃向食管曲张静脉的血流,也能直接压迫胃底的曲张静脉。食管气囊呈椭圆形,容积 150 mL,用于直接压迫食管下段的曲张静脉。三腔管还有一腔通胃腔,经此腔可以行吸引、冲洗和注入药物、营养等治疗。三腔管主要用于下列情况:①药物治疗无效且无内镜治疗条件;②内镜治疗无效且无手术条件;③作为术前准备以减少失血量,改善患者情况的措施。首次使用三腔管止血的有效率达 80%,但拔管后再出血率为 21%～46%,且与肝功能代偿情况直接有关。再出血后再压迫的止血率仅为 60%,而第 2 次止血后再出血率为 40%。

应用三腔管的患者应安置在监护室里。放置前应做好解释工作,减轻患者的心理负担。放置时应该迅速、准确。放置后应让患者侧卧或头部侧转,便于吐出唾液。定时吸尽咽喉部分泌物,以防发生吸入性肺炎。三腔管放置后应进行标记,严密观察,慎防气囊上滑堵塞咽喉引起窒息。注水及牵引力量要适度,一般牵引力为 250 g。放置期间应每隔 12 小时将气囊放空 10~20 分钟,以免压迫过久使食管胃底黏膜糜烂、坏死,甚至破裂。三腔管一般先放置 24 小时,如出血停止,可先排空食管气囊,再排空胃气囊,观察 12~24 小时。如又有出血可再向胃、食管气囊注水并牵引,如确已止血,可将管慢慢拉出,拔管前宜让患者口服适量液状石蜡。放置三腔管的时间不宜超过 5 天,如果仍有出血则三腔管压迫治疗无效,应考虑采取其他方法。三腔管的并发症发生率为 10%~20%,主要有鼻孔区压迫性坏死、吸入性肺炎、纵隔填塞、窒息、食管破裂等。已有致死性并发症的报道。

(3)内镜止血:急症内镜既可以明确或证实出血的部位,又可以进行止血治疗,是非手术止血中必不可少的、首选的方法。

硬化剂注射治疗(EST):经内镜将硬化剂注射到食管胃底的曲张静脉周围或血管腔内,既可栓塞或压迫曲张静脉而控制出血,又可保留其他高压的门静脉属支以维持肝的血供。常用硬化剂为 1%乙氧硬化醇,每次注射 3~4 个点,每点 4~5 mL,快速推注。注射后局部变白,24 小时形成静脉血栓、局部坏死。7 天左右形成溃疡,1 个月左右纤维化。出血患者经药物或三腔管压迫初步奏效后 6~24 小时或止血后 1~5 天就可行 EST。初步止血成功后,需在 3 天或 1 周后重复注射。如经注射治疗后未再出血,亦应在半年及一年时再注射一次,以防血管再通而再次出血。EST 的急症止血率可达 90%以上,但近期再出血率为 25%~30%。说明 EST 适用于急症止血,待出血停止后还应采用其他措施以防止再出血。EST 的并发症发生率为 9%,主要有胸痛、食管黏膜脱落、食管漏、食管狭窄、一过性菌血症、门静脉栓塞及肺栓塞等。

食管曲张静脉套扎治疗(EBL):在内镜下用橡皮圈套扎曲张静脉以达到止血的目的。其方法是在贲门上 5 cm 范围内套扎 6~8 个部位的曲张静脉。EBL 的急症止血率为 70%~96%,并发症发生率低于 EST,但再出血率高于 EST。

EST 和 EBL 不适合用于胃底曲张静脉破裂出血,因为胃底组织较薄,易致穿孔。

组织黏合剂注射治疗:组织黏合剂是一种合成胶,常用的是氰丙烯酸盐黏合剂。黏合剂一旦与弱碱性物质如水或者血液接触则迅速发生聚合反应,有使血管闭塞的效果。方法是将 1∶1 的碘油和黏合剂混合液 1～2 mL 快速注入曲张静脉腔内,每次注射 1～2 点。注射后黏合剂立即闭塞血管,使血管发生炎症反应,最终纤维化,而黏合剂团块作为异物被自然排入胃腔,这一过程需 1～12 个月。此方法的急症止血率为 97％,近期再出血率仅 5％。并发症发生率为 5.1％,主要有咳嗽、脾梗死、小支气管动脉栓塞、脓毒症、短暂偏瘫等。此方法可用于胃底曲张静脉破裂出血的治疗。

（4）介入治疗止血:介入治疗包括脾动脉部分栓塞术（PSE）、经皮肝食管胃底曲张静脉栓塞术（PTVE）和经颈静脉肝内门腔静脉分流术（TIPSS）。后两者可用于急症止血治疗。

PTVE:1974 年由瑞典人 Landerquist 和 Vang 首先应用于临床。在局麻下经皮穿刺肝内门静脉,插入导管选择性地送入胃冠状静脉,注入栓塞剂堵塞曲张静脉可达到止血目的。常用栓塞剂有无水乙醇、吸收性明胶海绵和不锈钢圈等。这种方法适用于药物、三腔管和内镜治疗无效而肝功能严重失代偿的患者。PTVE 的急症止血率为 70％～95％,与内镜治疗相当。技术失败率为 5％～30％。早期再出血率为 20％～50％。并发症有腹腔内出血、血气胸和动脉栓塞（肺、脑、门静脉）等。由于 PTVE 不能降低门静脉压力,再出血率较高,故它只是一种暂时性的止血措施。待患者病情稳定、肝功能部分恢复后,还应该采取其他的治疗措施预防再出血。

TIPSS:1988 年由德国人 Richter 首先应用于临床。它是利用特殊的器械,通过颈静脉在肝内的肝静脉和门静脉之间建立起一个有效的分流通道,一部分门静脉血不通过肝而直接进入体循环,从而降低门静脉压力,达到止血的目的。常用的金属内支架有 Wallstent、Palmaz、Strecker-stent 及国产内支架等。适应证有:①肝移植患者在等待肝供体期间发生大出血;②非手术治疗无效而外科手术风险极大的出血患者;③外科手术后或内镜治疗后再出血的患者。如肝内外门静脉系统有血栓或闭塞则不适用。据资料报道,TIPSS 术后门静脉主干压力可由 3.9 kPa(29.3 mmHg)±0.3 kPa(2.4 mmHg)降至 2.2 kPa(16.5 mmHg)±0.2 kPa(1.5 mmHg)。血流量可由 13.5 cm/s±4.8 cm/s 增至 52.0 cm/s±14.5 cm/s。曲张静脉消失率为 75％,急症止血率为 88％,技术成功率为 85％～96％。并发症有腹腔内出血、胆道损伤、肝功能损害、感染和肝性脑病等。TIPSS 术后支架的高狭窄率和闭塞率是影响其中远期疗效的主要因素。6 个月、12 个月的严重狭窄或闭塞发生率分别为 17％～50％、23％～87％。若能解决好这一问题,则 TIPSS 可能得到更广泛的应用。

(5)手术止血:如果选择适当,前述的几种治疗方法可使大多数患者出血停止或者减轻,顺利地度过出血的危险期,为下一步预防再出血治疗创造全身和局部条件。所以,目前多不主张在出血时行急诊手术。当然,如果经过24～48小时非手术治疗,出血仍未被控制,或虽一度停止又复发出血,此时过多的等待只会导致休克、肝功能恶化,丧失手术时机。因此,在这种情况下,只要患者肝功能尚可,如没有明显黄疸和肝性脑病,转氨酶正常,少量腹水,就应该积极地施行急症手术以挽救生命,手术方式以创伤小、时间短、止血效果确切的断流术为主。据资料报道断流术的急症止血率为94.9%。

(三)预防再出血

如前所述,门静脉高压症患者一旦发生出血,1年内再出血率可达70%,2年内接近100%。每次出血都可加重肝功能损害,最终导致肝功能衰竭。所以,预防再出血不仅能及时挽救患者的生命,而且能阻止或延缓肝功能的恶化,所以是治疗过程中的重要举措。

1.内镜治疗

由于技术和器械的进步,内镜已经成为预防再出血的重要手段。其优点是操作容易,创伤小,可重复使用,在一定时期内可降低再出血风险。缺点是曲张静脉复发率高,因此长期效果不甚理想。相比硬化剂注射,套扎术更加适合用于预防再出血。

2.药物治疗

β受体阻滞剂是预防再出血的主要药物。与内镜相比,药物具有风险低、花费少的优点,但再出血率较高。因此,现在多数是将药物和内镜治疗联合应用。文献报道,套扎术联合β受体阻滞剂的疗效优于单独使用药物或内镜治疗的疗效。

3.介入治疗

脾动脉部分栓塞术(PSE)可以用于预防再出血。优点是创伤小、并发症少、适应证广,特别适用于年老体弱、肝功能严重衰竭无法耐受手术的患者。但是,PSE降低门静脉压力的作用是短暂的,一般3～4天后就逐渐恢复到术前水平。因此其远期疗效不理想。而且脾动脉分支栓塞后,其所供应的脾组织发生缺血、坏死,继而与膈肌致密性粘连,侧支血管形成,增加以后脾切除术的难度。因此,对于以后可能手术治疗的患者来说,PSE应当慎用。

经颈静脉肝内门腔静脉分流术(TIPSS)相当于外科分流手术,也可用于预防再出血。但是,TIPSS术后的高狭窄率和闭塞率是影响其中长期效果的主要

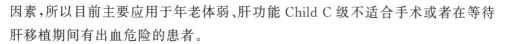

因素,所以目前主要应用于年老体弱、肝功能 Child C 级不适合手术或者在等待肝移植期间有出血危险的患者。

4.手术治疗

虽然肝移植是治疗门静脉高压症的最好方法,但是由于供肝有限,治疗费用昂贵等原因,肝移植很难成为常规治疗手段。因此,传统的分流或断流手术在预防再出血中仍然占有重要地位。尽管手术也是一种治标不治本的方法,但相对于其他治疗手段来说,其预防再出血的长期效果仍有优势。

(1)手术时机:手术时机的选择非常重要,因为出血后患者的全身状况和肝功能都有不同程度的减退。表现为营养不良、贫血、黄疸、腹水和凝血功能障碍。过早手术不仅会使手术本身风险增加,而且会增加术后并发症发生率和病死率。但是过长时间的准备可能会等来再次出血,从而错失手术时机。有上消化道大出血史的患者,只要肝功能条件允许,宜尽早手术。近期有大出血的患者,在积极护肝、控制门静脉压力的准备下,宜在 1 个月内择期手术。

(2)术式选择:以往的经验是根据肝功能 Child 分级来选择手术方式:对 A、B 级的患者,可选择行分流或断流术。对 C 级的患者应积极内科治疗,待恢复到 B 级时再手术,术式也宜选择断流术。若肝功能始终处于 C 级,则应放弃手术。但是肝功能 Child 分级反映的是肝功能储备,强调的是手术的耐受性,它没有考虑门静脉系统的血流动力学变化。

随着对门静脉系统血流动力学的认识加深,现在的个体化治疗是强调根据术前和(或)术中获得的门静脉系统数据来选择手术方式。术前主要依靠影像学资料,其中最简便和常用的是磁共振门静脉系统成像(MRA)和彩超,从中可以估计门静脉血流量和血流方向,为术式的选择提供一定的参考:①如果门静脉为向肝血流且灌注接近正常,可行断流术;②如果门静脉为离肝血流,可行脾-肾静脉分流术、肠-腔静脉侧-侧或架桥分流术,不宜行断流术、肠-腔静脉端-侧分流术及远端脾-肾静脉分流术(Warren 术);③如果门静脉系统广泛血栓形成,则不宜行断流术或任何类型的分流术。术中插管直接测定门静脉压力是最简单、可靠的方法,比较脾切除前后的门静脉压力改变对选择术式、判断预后具有较强的指导意义。如果切脾后门静脉压力<3.4 kPa(35 mmH$_2$O),仅行断流术即可。如>3.4 kPa(35 mmH$_2$O),则宜在断流术基础上再加行分流术,如脾-肾或脾-腔静脉分流术。

(3)分流术:分流术是使门静脉系统的血流全部或部分不经过肝而流入体静脉系统,降低门静脉压力,从而达到止血的目的。分流术的种类很多,根据对门静脉血流的不同影响分为完全性、部分性和选择性3种。完全性分流有门-腔静脉分流术。部分性分流有脾-肾或脾-腔静脉分流术、肠-腔静脉分流术及限制性门-腔静脉分流术等。选择性分流有 Warren 术和冠-腔静脉分流术。这样的分类是有时限性的,如部分性分流随着时间的推移可转变为完全性分流,选择性分流到后期可能失去特性而成为完全性分流。血管吻合的方式也很多,有端-侧、侧端、侧-侧和 H 架桥,主要根据手术类型、局部解剖条件和术者的经验来选择。许多分流术式由于操作复杂、并发症多和疗效不甚理想已被淘汰,目前国内应用比较多的有脾-肾静脉分流术、脾-腔静脉分流术、肠-腔静脉侧-侧或 H 架桥分流术和 Warren 术。

脾-肾静脉分流术:1947 年由 Linton 首先应用于临床。方法就是脾切除后行脾静脉与左肾静脉端-侧吻合,使门静脉血通过肾静脉直接进入体循环。它的优点在于:①直接降低胃脾区静脉压力;②减少脾脏回血负荷,同时有效解除脾功能亢进症状;③维持一定的门静脉向肝血流,减少肝性脑病的发生;④脾静脉口径相对固定,不会随时间推移而明显扩张;⑤保留门静脉和肠系膜上静脉的完整性,留作以后手术备用。北京人民医院报道 140 例的术后再出血率为 2.7%,肝性脑病发生率为 3.8%,5 年、10 年和 15 年生存率分别为 67.8%、52%和 50%,总体疗效较好。适应证:肝功能 Child A、B 级,反复发生上消化道出血伴中度以上脾大和明显的脾功能亢进,食管胃底中重度静脉曲张,术中脾切除后门静脉压力>3.4 kPa(35 cmH$_2$O),脾静脉直径>10 mm,左肾静脉直径>8 mm,左肾功能良好。禁忌证:年龄>60 岁,伴有严重的心、肺、肾等器官功能不全;肝功能 Child C 级;急性上消化道大出血;有食管胃底静脉曲张,但无上消化道出血史;有胰腺炎史或脾静脉内血栓形成。

脾-腔静脉分流术:1961 年由麻田首先应用于临床,是脾-肾分流术的变种,适用于肥胖、肾静脉显露困难和肾有病变的患者。由于下腔静脉管壁厚、管径大,故无论是解剖还是血管吻合均较肾静脉容易。另外,下腔静脉血流量大,吻合口不易发生狭窄或血栓形成。其疗效优于脾-肾分流术,而肝性脑病发生率低于门-腔分流术。钱志祥等报道 24 例的手术病死率为 4.2%,无近期再出血。平均随访 18 年,再出血率为 4.3%,肝性脑病发生率为 4.3%。5 年、10 年和 15 年生存率分别为 87%、78.3%和 74%。但是,由于脾、腔静脉距离较远,所以要求脾静脉游离要足够长,在有胰腺炎症或脾蒂较短的患者,解剖难度较大。另外,在吻合时要尽量避免脾静脉扭曲及成角,防止吻合口栓塞。所以,从解剖条件上来看能适合此式的患者并不多。适应证和禁忌证同脾-肾分流术。

肠-腔静脉分流术:20 世纪 50 年代初由法国的 Marion 和 Clatworthy 首先应用于临床。现在多用于术后再出血和联合手术中。该术式的优点是操作简便、分流量适中、降压范围合理、术后肝性脑病发生率低。常用的吻合方式有H 型架桥、侧-侧吻合和端-侧吻合。后者由于存在术后下肢水肿和严重的肝性脑病而被弃用。H 型架桥有 2 个吻合口,且血流流经此处时呈直角状态,所以容易导致血流缓慢、淤滞,血栓形成。这在选用人造血管架桥时更加明显。侧-侧吻合时血流可以直接从高压的肠系膜上静脉注入下腔静脉,不需要转 2 个直角,降压效果即刻出现且不容易形成血栓。因此,目前首选侧-侧吻合,吻合口径＜10 mm。此方法受局部解剖条件的限制较多,如肠系膜上静脉的外科干长度过短或肠、腔静脉间距过宽,易使吻合口张力过大甚至吻合困难。所以在解剖条件不理想时宜采用 H 形架桥。适应证:反复发生上消化道出血,食管胃底中重度静脉曲张,且脾、肾静脉局部条件不理想;断流术后或门-体分流术后再出血。

Warren 术:1967 年由 Warren 首先应用于临床。1989 年 Warren 又提出应在分流前完全离断脾静脉的胰腺属支。因此,现在的 Warren 术应包括远端脾-肾静脉分流术＋脾-胰断流术,它属于选择性分流术。在门静脉高压状态下,内脏循环分为肠系膜区和胃脾区,两者在功能上保持相对独立。Warren 术能够降低胃脾区的压力和血流量以防止食管胃底曲张静脉破裂出血,同时保持肠系膜区的高压状态以保证门静脉向肝血流。为防止术后脾静脉"盗血",要求术中结扎脾静脉的所有属支、肠系膜下静脉、胃右静脉、胃网膜右静脉和胃左静脉。Henderson 分析 25 所医院的 1 000 例患者,手术病死率为 9%,再出血率为 7%,肝性脑病发生率为 5%～10%,5 年生存率为 70%～80%。虽然此术式在理论上最符合门静脉高压症的病理生理改变,但在实践中仍存在不少问题,比如手术操作复杂,手术时间长,术后易产生吻合口血栓、腹水、淋巴漏和乳糜漏等,临床效果远不如报道的好。因此,目前主要用于肝移植等待供体以及有保留脾脏要求(如青少年)的患者。

(4)断流术:断流术是通过阻断门、奇静脉之间的反常血流,达到止血的目的。近年来国内应用广泛,目前已占到门静脉高压症手术的 90%。与分流术相比,断流术有以下特点:①术后门静脉压力不降反升,增加了门静脉向肝血流;②主要阻断脾胃区,特别是胃左静脉(冠状静脉食管支)的血流,针对性强,止血效果迅速而确切;③术后并发症少,肝功能损害轻,肝性脑病发生率低;④手术适应证较宽;⑤操作相对简单,适合在基层医院开展。断流术的方式很多,国内主要应用贲门周围血管离断术以及联合断流术。

贲门周围血管离断术（Hassab 手术）：1967 年由 Hassab 首先应用于临床。原方法仅游离食管下段约 3 cm，没有切断、结扎高位食管支和（或）异位高位食管支。虽然操作简单，急症止血效果确切，但术后再出血率较高。因此，裘法祖等对其进行了改进，要求至少游离食管下段 5～7 cm，结扎冠状静脉食管支、高位食管支和异位高位食管支。经过多年的实践，此术式更趋完善，逐渐成为治疗门静脉高压症的主要术式。操作上主要有以下几方面要求。①有效：紧贴胃食管外壁，彻底离断所有进入的穿支血管；②安全：减轻手术创伤，简化操作步骤；③合理：保留食管旁静脉丛，在一定程度上保留门-体间自发形成的分流。杨镇等报道 431 例的手术病死率为 5.1%，急诊止血率为 94.9%。平均随访 3.8 年，5 年、10 年再出血率为 6.2%、13.3%。5 年、10 年肝性脑病发生率为 2.5%、4.1%。5 年、10 年生存率可分别达到 94.1%、70.7%。适应证：反复发生上消化道出血；急性上消化道大出血，非手术治疗无效；无上消化道出血史，但有食管胃底中重度静脉曲张伴红色征、脾大和脾功能亢进；分流术后再出血；区域性门静脉高压症。禁忌证：肝功能 Child C 级，经过积极的内科治疗无改善；老年患者伴有严重的心、肺、肾等器官功能不全；门静脉和脾静脉内广泛血栓形成；无上消化道出血史，仅有轻度食管胃底静脉曲张、脾大和脾功能亢进；脾动脉栓塞术后。

联合断流术（改良 Sugiura 术）：1973 年由 Sugiura 首先应用于临床。Sugiura 认为食管胃底黏膜下曲张静脉内的反常血流占到脾胃区的 1/8～1/6，这是 Hassab 术后再出血率较高的主要原因。因此，他主张在 Hassab 手术后再横断食管下端或胃底的黏膜下静脉网以降低再出血率。Sugiura 报道 671 例的手术病死率为 4.9%，术后再出血率为 1.4%，无肝性脑病。由于 Sugiura 术式要分胸、腹二期施行，患者往往无法耐受，手术病死率高。因此，许多学者对 Sugiura 术进行了改良，目前常用的方法是完全经腹行脾切除＋Hassab 术，然后再阻断食管胃底黏膜下的反常血流。阻断方法有：①食管下端或胃底横断再吻合术；②食管下端胃底切除术；③食管下端或胃底环形缝扎术；④胃底黏膜下血管环扎术；⑤Nissen 胃底折叠术等。目前这部分操作基本上由吻合器或闭合器来完成。复旦大学中山医院普外科曾完成 174 例改良 Sugiura 术，采用的是闭合器胃底胃壁钉合术。在完成脾切除＋Hassab 术后，在胃底、体交界处大弯侧切开胃壁 1 cm，放入直线型切割吻合器（75～80 mm，先将刀片去除）或钳闭器（XF90），先钳夹胃前壁，换钉仓后再钳夹胃后壁，最后缝合胃壁上小切口。手术病死率为 2.3%，并发症发生率为 11.5%，无肝性脑病。远期再出血率、肝性脑病发生率和 5 年生存率分别为 15%、2% 和 95.2%，因此认为改良 Sugiura 术是治疗门静脉高压症的理想术式。手术适应证和禁忌证同贲门周围血管离断术。

(5)联合手术:由于分流、断流术的疗效不能令人满意,因此,从 20 世纪 90 年代开始有人尝试行联合手术,以期取长补短,获得较分流或断流单一手术更好的临床效果。所谓的联合手术就是在一次手术中同时做断流术和分流术,断流术采用贲门周围血管离断术,分流术采用脾-肾静脉分流术,肠-腔静脉侧-侧或 H 型架桥分流术。目前认为分、断流联合手术具有以下优点:①直接去除引起上消化道出血的食管胃底曲张静脉,减少再出血的机会;②缓解离断侧支后的门静脉高血流状态,降低门静脉压力;③减轻和预防门静脉高压性胃病。第二军医大学附属长征医院总结了12 年117 例联合手术的效果。与术前相比,门静脉直径平均缩小 0.4 cm,压力平均下降 16%。无手术死亡,近期无再出血,远期再出血率为 8.3%,肝性脑病发生率为 16.6%。5 年、10 年生存率分别为 98.3%及84.6%。研究指出在各种联合手术中,脾切除、脾-肾静脉分流加贲门周围血管离断术不受门静脉血流动力学状态的限制,手术适应证宽。而且可预防脾、门静脉血栓形成,保持肠系膜上-门静脉的血流通畅,为将来可能的分流术或肝移植保留合适的血管条件。认为这种术式可作为联合手术中的首选。但也有学者提出,门静脉高压症的手术效果取决于患者的肝功能状况,与术式关系不大。既然如此,就没有必要在断流术的基础上再行分流术,这样只能增加手术难度和创伤,延长手术时间,加重肝功能的损害。分、断流联合手术有无优势,尚需要大样本前瞻性临床研究进行深入的探讨。

第二节 肝 囊 肿

一、病因与病理

肝囊肿临床上较为常见,分先天性与后天性两大类,后天性多为创伤、炎症或肿瘤性因素所致,以寄生虫性如肝包虫感染所致最多见。先天性肝囊肿又称真性囊肿,最为多见,其发生原因不明,可由先天性因素所致,可能与肝内迷走胆管与淋巴管在胚胎期的发育障碍,或局部淋巴管因炎性上皮增生阻塞,导致管腔内分泌物滞留所致。可单发,亦可多发,女性多于男性,从统计学资料来看,多发性肝囊肿多有家族遗传因素。

肝囊肿多根据形态学或病因学进行分类，Debakey 根据病因将肝囊肿分为先天性和后天性两大类，其中先天性肝囊肿又可分为原发性肝实质肝囊肿和原发性胆管性肝囊肿，前者又可分为孤立性和多发性肝囊肿；后者则可分为局限性肝内主要胆管扩张和 Caroli 病。后天性肝囊肿可分为外伤性、炎症性和肿瘤性，炎症性肝囊肿可由胆管炎性或结石滞留引起，也可与肝包囊病有关。肿瘤性肝囊肿则可分为皮样囊肿、囊腺瘤或恶性肿瘤引起的继发性囊肿。

孤立性肝囊肿多发生于肝右叶，囊肿直径一般从数毫米至 30 cm 不等，囊内容物多为清晰、水样黄色液体，呈中性或碱性反应，含液量一般在 500 mL 以上，囊液含有清蛋白、黏蛋白、胆固醇、白细胞、酪氨酸等，少数与胆管相通者可含有胆汁，若囊内出血可呈咖啡样。囊壁表面平滑反光，呈乳白色或灰蓝色，部分菲薄透明，可见血管走行。囊肿包膜通常较完整，囊壁组织学可分 3 层。①纤维结缔组织内层：往往衬以柱状或立方上皮细胞。②致密结缔组织中层：以致密结缔组织成分为主，细胞少。③外层为中等致密的结缔组织，内有大量的血管、胆管通过，并有肝细胞，偶可见肌肉组织成分。

多发性肝囊肿分两种情况，一种为散在的肝实质内很小的囊肿，另一种为多囊肝，累及整个肝脏，肝脏被无数大小不等的囊肿占据。显微镜下囊肿上皮可变性扁平或缺如；外层为胶原组织，囊壁之间可见为数较多的小胆管和肝细胞。多数情况下合并多囊肾、多囊脾，有的还可能同时合并其他脏器的先天性畸形。

二、临床表现

由于肝囊肿生长缓慢，多数囊肿较小且囊内压低，临床上可无任何症状。但随着病变的持续发展，囊肿逐渐增大，可出现邻近脏器压迫症状，如上腹饱胀不适，甚至隐痛、恶心、呕吐等，少数患者因囊肿破裂或囊内出血而出现急性腹痛。晚期可引起肝功能损害而出现腹水、黄疸、肝大及食管静脉曲张等表现，囊肿伴有继发感染时可出现畏寒、发热等症状。体检可发现上腹部包块，肝大，可随呼吸上下移动、表面光滑的囊性肿物以及脾大、腹水及黄疸等相应体征。

肝囊肿巨大时 X 线平片可有膈肌抬高，胃肠受压移位等征象。

B超检查见肝内一个或多个圆形、椭圆形无回声暗区，大小不等，囊壁菲薄，边缘光滑整齐，后方有增强效应。囊肿内如合并出血、感染，则液性暗区内可见细小点状回声漂浮，部分多房性囊肿可见分隔状光带。

CT 表现为外形光滑、境界清楚、密度均匀一致。平扫 CT 值在 0～20 Hu，增强扫描注射造影剂后囊肿的 CT 值不变，周围正常肝组织强化后使对比更清楚。

MRI 图像 T_1 加权呈极低信号,强度均匀,边界清楚;质子加权多数呈等信号,少数可呈略低信号;T_2 加权均呈高信号,边界清楚;增强后 T_1 加权囊肿不强化。

三、诊断

肝囊肿诊断多不困难,结合患者体征及 B 超、CT 等影像学检查资料多可做出明确诊断,但如要对囊肿的病因做出明确判断,需密切结合病史,应注意与下列疾病相鉴别。①肝包虫囊肿:有疫区居住史,嗜伊红细胞增多,Casoni 试验阳性,超声检查可在囊内显示少数漂浮移动点或多房性、较小囊状集合体图像。②肝脓肿:有炎症史,肝区有明显压痛、叩击痛,B 超检查在未液化的声像图上,多呈密集的点状、线状回声,脓肿液化时无回声区与肝囊肿相似,但肝脓肿呈不规则的透声区,无回声区内见杂乱强回声,长期慢性的肝脓肿,内层常有肉芽增生,回声极不规则,壁厚,有时可见伴声影的钙化强回声。③巨大肝癌中心液化:有肝硬化史以及进行性恶病质,B 超、CT 均可见肿瘤轮廓,病灶内为不规则液性占位。

四、治疗

对体检偶尔发现的小而无症状的肝囊肿可定期观察,无须特殊治疗,但需警惕其发生恶变。对于囊肿近期生长迅速,疑有恶变倾向者,宜及早手术治疗。

(一)孤立性肝囊肿的治疗

1.B 超引导下囊肿穿刺抽液术

B 超引导下囊肿穿刺抽液术适用于浅表的肝囊肿,或患者体质差,不能耐受手术,囊肿巨大有压迫症状者。抽液可缓解症状,但穿刺抽液后往往复发,需反复抽液,有继发出血和细菌感染的可能。近年有报道经穿刺抽液后向囊内注入无水酒精或其他硬化剂的治疗方法,但远期效果尚不肯定,有待进一步观察。

2.囊肿开窗术或次全切除术

囊肿开窗术或次全切除术适用于巨大的肝表面孤立性囊肿,在囊壁最菲薄、浅表的地方切除1/3左右的囊壁,充分引流囊液。

3.囊肿或肝叶切除术

囊肿在肝脏的周边部位或大部分突出肝外或带蒂悬垂者,可行囊肿切除。若术中发现肝囊肿较大或多个囊肿集中某叶或囊肿合并感染及出血,可行肝叶切除。此外,对疑有恶变的囊性病变,如肿瘤囊液为血性或黏液性或囊壁厚薄不一,有乳头状赘生物时,可即时送病理活检,一旦明确,则行完整肝叶切除。

4.囊肿内引流

术中探查如发现有胆汁成分则提示囊肿与肝内胆管相通,可行囊肿空肠 Roux-en-Y 吻合术。

(二)多发性肝囊肿的治疗

多发性肝囊肿一般不宜手术治疗,若因某个大囊肿或几处较大囊肿引起症状时,可考虑行一处或多处开窗术,晚期合并肝功能损害,有多囊肾、多囊膜等,可行肝移植或肝、肾多脏器联合移植。

第三节　原发性肝癌

一、原发性肝癌的病因学

目前认为肝炎病毒有 A、B、C、D、E、G 等数种以及 TTV。已经有大量的研究证明,与肝癌有关的肝炎病毒为 HBV、HCV,即 HBV 与 HCV 慢性感染是肝癌的主要危险因素。

(一)乙型肝炎病毒与肝癌发病密切相关

HBV 与肝癌发病间的紧密联系已得到公认,国际癌症研究中心已经确认了乙型肝炎在肝癌发生中的病因学作用。据估计,全球有 3.5 亿慢性 HBV 携带者。世界范围的乙型肝炎表面抗原(HBsAg)与肝癌关系的生态学研究发现,HBsAg 的分布与肝癌的地理分布较为一致,即亚洲、非洲为高流行区。当然在局部地区,HBsAg 的分布与肝癌的地理分布不一致,例如格陵兰 HBsAg 的流行率很高,但肝癌发病率却很低。病例研究发现,80%以上的肝癌患者都有 HBV 感染史。分子生物学研究发现,与 HBV 有关的 HCC 中,绝大多数的病例可在其肿瘤细胞 DNA 中检出 HBV DNA 的整合。研究发现,慢性 HBV 感染对肝癌既是启动因素,也是促进因素。

(二)丙型肝炎病毒(HCV)与肝癌发病的关系

据估计全球有 1.7 亿人感染 HCV。丙型肝炎在肝癌发生中的重要性首先是由日本学者提出的。IARC 的进一步研究也显示了肝癌与丙型肝炎的强烈的联系。

但有研究发现,HCV 在启东 HCC 及正常人群中的感染率并不高,因此
HCV 可能不是启东肝癌的主要病因。启东的病例对照研究显示,HCV 在启东
HBsAg 携带者中的流行率也不高(2.02%),HBsAg 携带者中肝癌病例与对照的
HCV 阳性率并无显著差别。

二、诊断和分期

(一)肝癌的分期

原发性肝癌的临床表现因不同的病期而不同,其病理基础、对各种治疗的反
应及预后相差较大,故多年来许多学者都曾致力于制订出一个统一的分型分期
方案,以利于选择治疗、评价结果和估计预后。与其他恶性肿瘤一样,对肝癌进
行分期的目的是:①指导临床制订合理的治疗计划。②根据分期判断预后。
③评价治疗效果并在较大范围内进行比较。因此,理想的分期方案应满足以下
2 个要求:分期中各期相应的最终临床结局差别明显;同一分期中临床结局差别
很小。

1.Okuda 分期标准

日本是肝癌高发病率国家。Okuda 等根据 20 世纪 80 年代肝癌研究和治疗
的进展,回顾总结了 850 例肝细胞肝癌病史与预后的关系,认为肝癌是否已占全
肝的 50%、有无腹水、清蛋白是否大于 30 g/L 及胆红素是否少于 30 mg/L 是决
定生存期长短的重要因素,并以此提出三期分期方案(表 6-1)。

表 6-1　Okuda 肝癌分期标准

分期	肿瘤大小		腹水		清蛋白		胆红素	
	>50% (+)	<50% (−)	(+)	(−)	<0.3 g/L (3 g/dL)(+)	>0.3 g/L (3 g/dL)(−)	>0.175 μmol/L (3 mg/dL)(+)	<0.175 μmol/L (3 mg/dL)(−)
Ⅰ		(−)		(−)		(−)		(−)
Ⅱ	1 或 2 项(+)							
Ⅲ	3 或 4 项(+)							

与非洲南部的肝癌患者情况不同,日本肝癌患者在确诊前大多已经合并了
肝硬化,并有相应的症状。而且随着 20 世纪 80 年代诊断技术的提高,小肝癌已
可被诊断和手术切除。因此 Okuda 等认为以清蛋白指标替代 Primack 分期中的
门静脉高压和体重减轻来进行分期的方案更适用于日本的肝癌患者。Okuda 称
Ⅰ期为非进展期,Ⅱ期为中度进展期,Ⅲ期为进展期。对 850 例肝癌患者的分析

表明，Ⅰ、Ⅱ、Ⅲ期患者中位生存期分别为 11.5 个月、3.0 个月和 0.9 个月，较好地反映了肝癌患者的预后。

2.国际抗癌联盟制定的 TNM 分期

根据国际抗癌联盟（UICC）20 世纪 80 年代中期制定并颁布的常见肿瘤的 TNM 分期，肝癌的 TNM 分期如表 6-2。

表 6-2　UICC 肝癌 TNM 分期

分期	T	N	M
Ⅰ	T_1	N_0	M_0
Ⅱ	T_2	N_0	M_0
ⅢA	T_3	N_0	M_0
ⅢB	$T_1 \sim T_3$	N_1	M_0
ⅣA	T_4	N_0,N_1	M_0
ⅣB	$T_1 \sim T_4$	N_0,N_1	M_1

表中，T——原发肿瘤、适用于肝细胞癌或胆管（肝内胆管）细胞癌。

T_x：原发肿瘤不明。

T_0：无原发病证据。

T_1：孤立肿瘤，最大直径在 2 cm 或以下，无血管侵犯。

T_2：孤立肿瘤，最大直径在 2 cm 或以下，有血管侵犯；或孤立的肿瘤，最大直径超过 2 cm，无血管侵犯；或多发的肿瘤，局限于一叶，最大的肿瘤直径在 2 cm 或以下，无血管侵犯。

T_3：孤立肿瘤，最大直径超过 2 cm，有血管侵犯；或多发肿瘤，局限于一叶，最大的肿瘤直径在 2 cm或以下，有血管侵犯；或多发肿瘤，局限于一叶，最大的肿瘤直径超过 2 cm，有或无血管侵犯。

T_4：多发肿瘤分布超过一叶；或肿瘤侵犯门静脉或肝静脉的一级分支；或肿瘤侵犯除胆囊外的周围脏器；或穿透腹膜。

注：依胆囊床与下腔静脉之投影划分肝脏之两叶。

N——区域淋巴结，指肝十二指肠韧带淋巴结。

N_x：区域淋巴结不明。

N_0：区域淋巴结无转移。

N_1：区域淋巴结有转移。

M——远处转移。

M_x：远处转移不明。

M_0：无远处转移。

M_1：有远处转移。

3.我国通用的肝癌分型分期方案

根据肝癌的临床表现,全国肝癌防治研究协作会议上通过了一个将肝癌分为3期的方案,该方案如下。

Ⅰ期:无明确的肝癌症状与体征者。

Ⅱ期:介于Ⅰ期与Ⅲ期之间者。

Ⅲ期:有黄疸、腹水、远处转移或恶病质之一者。

此项方案简单明了,便于掌握,在国内相当长的时间内被广泛采用,并被收录入中华人民共和国卫生部(现卫健委)医政司编制的《中国常见恶性肿瘤诊治规范》,作为我国肝癌临床分期的一个标准。

4.成都会议方案

3个分期的标准虽简便易记,但Ⅰ～Ⅲ期跨度过大,大多数患者集中在Ⅱ期,同期中病情有较大出入。因此中国抗癌协会肝癌专业委员会在成都第四届全国肝癌学术会议上提出了新的肝癌分期标准(表6-3),并认为大致可与通用肝癌分期方案及国际 TNM 分期相对应。

表 6-3　成都会议原发性肝癌的分期标准

分期	数量、长径、位置	门静脉癌栓（下腔静脉、胆管癌栓）	肝门、腹腔淋巴结肿大	远处转移	肝功能Child 分级
Ⅰ	1 或 2 个、<5 cm、在 1 叶	无	无	无	A
Ⅱa	1 或 2 个、5～10 cm、在 1 叶,或<5 cm、在 2 叶	无	无	无	A 或 B
Ⅱb	1 或 2 个、>10 cm,或 3 个、<10 cm、在 1 叶,或 1 或 2 个、5～10 cm、在 2 叶	无或分支有	无	无	A 或 B
Ⅲ	癌结节>3 个,或>10 cm,或在 2 叶,或 1 或 2 个、>10 cm、在 2 叶	门静脉主干	有	有	C

此分期的特点是:①未采用国际 TNM 分期中关于 T 的划分,认为小血管有无侵犯是一个病理学分期标准,肝癌诊断时多数不能取得病理学检查,难以使用此项标准。②肝功能的好坏明显影响肝癌的治疗选择与预后估计,因而肝功能分级被列入作为肝癌分期的一个重要指标。严律南等分析 504 例肝切除患者资料,认为此分期与国际 TNM 分期在选择治疗方法、估计预后方面作用相同,且应用简便,值得推广。

5.广州会议方案

在成都会议肝癌分期标准基础上,中国抗癌协会在广州全国肝癌学术会议提出了新的分期标准,建议全国各肝癌治疗中心推广使用。分期方案如下。

Ⅰa:单个肿瘤直径<3 cm,无癌栓、腹腔淋巴结及远处转移;Child A。

Ⅰb:单个或两个肿瘤直径之和<5 cm,在半肝,无癌栓、腹腔淋巴结及远处转移;Child A。

Ⅱa:单个或两个肿瘤直径之和<10 cm,在半肝或两个肿瘤直径之和<5 cm,在左右两半肝,无癌栓、腹腔淋巴结及远处转移;Child A。

Ⅱb:单个或多个肿瘤直径之和>10 cm,在半肝或多个肿瘤直径之和>5 cm,在左右两半肝,无癌栓、腹腔淋巴结及远处转移;Child A。

有门静脉分支、肝静脉或胆管癌栓和(或)Child B。

Ⅲa:肿瘤情况不论,有门静脉主干或下腔静脉癌栓、腹腔淋巴结或远处转移之一;Child A 或 B。

Ⅲb:肿瘤情况不论,癌栓、转移情况不论;Child C。

(二)肝癌的临床表现

1.首发症状

原发性肝癌患者首先出现的症状多为肝区疼痛,其次为食欲减退、上腹肿块、腹胀、乏力、消瘦、发热、腹泻、急腹症等。也有个别患者以转移灶症状为首发症状,如肺转移出现咯血,胸膜转移出现胸痛,脑转移出现癫痫、偏瘫,骨转移出现局部疼痛,腹腔淋巴结或胰腺转移出现腰背疼痛等。肝区疼痛对本病诊断具有一定的特征性,而其他症状缺乏特征性,常易与腹部其他脏器病变相混淆而延误诊断。

2.常见症状

(1)肝区疼痛:最为常见的症状,主要为肿物不断增长,造成肝被膜张力增大所致。肿瘤侵及肝被膜或腹壁、膈肌是造成疼痛的直接原因。肝区疼痛与原发性肝癌分期早晚有关,早期多表现为肝区隐痛或活动时痛,中、晚期疼痛多为持续性胀痛、钝痛或剧痛。疼痛与肿瘤生长部位有关,右叶肿瘤多表现为右上腹或右季肋部痛,左叶肿瘤可表现为上腹偏左或剑突下疼痛。当肿瘤侵及肝被膜时,常常表现为右肩背疼痛。当肿瘤突然破裂出血时,肝区出现剧痛,迅速波及全腹,表现为急腹症症状,伴有生命体征变化。

(2)消化道症状:可出现食欲减退、腹胀、恶心、呕吐、腹泻等。食欲减退和腹胀较为常见。食欲减退多为增大的肝脏或肿物压迫胃肠道及患者肝功能不良所致。全腹胀往往为肝功能不良伴有腹水所致。腹泻多较为顽固,每天次数可较多,为水样便或稀软便,易与慢性肠炎相混淆。大便常规检查常无脓血。

(3)发热:大多为肿瘤坏死后吸收所致的癌热,表现为午后低热,无寒战,小部分患者可为高热伴寒战。吲哚美辛可暂时退热。部分患者发热为合并胆管、腹腔、呼吸道或泌尿道感染所致。经抗生素治疗多可控制。

(4)消瘦、乏力、全身衰竭:早期患者可无或仅有乏力,肿瘤组织大量消耗蛋白质及氨基酸,加之患者胃肠道功能失调特别是食欲减退、腹泻等,使部分患者出现进行性消瘦才引起注意。当患者进入肿瘤晚期,可出现明显的乏力,进行性消瘦,直至全身衰竭出现恶病质。

(5)呕血、黑粪:较为常见,多与合并肝炎后肝硬化、门静脉高压有关,也可为肿瘤侵入肝内门静脉主干造成门静脉高压所致。食管、胃底静脉曲张破裂出血可引起呕血,量较大。门静脉高压所致脾大、脾亢引起血小板减少是产生出血倾向的重要原因。

(6)转移癌症状:肝癌常见的转移部位有肺、骨、淋巴结、胸膜、脑等。肿瘤转移到肺,可出现咯血;转移至胸膜可出现胸痛、血性胸腔积液;骨转移常见部位为脊柱、肋骨和长骨,可出现局部明显压痛、椎体压缩或神经压迫症状;转移至脑可有神经定位症状和体征。肿瘤压迫下腔静脉的肝静脉开口时可出现 Budd-Chiari 综合征。

3.常见体征

(1)肝大与肿块:肝大与肿块是原发性肝癌最主要、最常见的体征。肿块可以在肝脏局部,也可全肝大。肝表面常局部隆起,有大小不等的结节,质硬。当肝癌突出于右肋下或剑突下时,可见上腹局部隆起或饱满。当肿物位于膈顶部时,X 线可见膈局部隆起,运动受限或固定。少数肿物向后生长,在腰背部即可触及肿物。

(2)肝区压痛:当触及肿大的肝脏或局部性的肿块时,可有明显压痛,压痛的程度与压迫的力量成正比。右叶的压痛有时可向右肩部放射。

(3)脾大:常为合并肝硬化所致。部分为癌栓进入脾静脉,导致脾淤血而肿大。

(4)腹水:多为晚期征象。当肝癌伴有肝硬化或癌肿侵犯门静脉时,可产生腹水,多为漏出液。当肿瘤侵犯肝被膜或癌结节破裂时,可出现血性腹水。肝癌组织中的肝动脉-门静脉瘘引起的门静脉高压症临床表现以腹水为主。

(5)黄疸:多为晚期征象。当肿瘤侵入或压迫大胆管时或肿瘤转移至肝门淋巴结而压迫胆总管或阻塞时,可出现梗阻性黄疸,黄疸常进行性加重,B超或CT可见肝内胆管扩张。当肝癌合并较重的肝硬化或慢性活动性肝炎时,可出现肝细胞性黄疸。

(6)肝区血管杂音:肝区血管杂音是肝癌较特征性体征。肝癌血供丰富,癌结节表面有大量网状小血管,当粗大的动脉突然变细,可听到相应部位连续吹风样血管杂音。

(7)胸腔积液:常与腹水并存,也可为肝肿瘤侵犯膈肌,影响膈肌淋巴回流所致。

(8)Budd-Chiari综合征:当肿物累及肝静脉时,可形成癌栓,引起肝静脉阻塞,临床上可出现肝大、腹水、下肢肿胀等,符合Budd-Chiari综合征。

(9)转移灶体征:肝癌肝外转移以肺、骨、淋巴结、脑、胸膜常见,转移至相应部位可出现相应体征。

4.影像学检查

(1)肝癌的超声诊断:肝癌根据回声强弱(与肝实质回声相比)可分为如下4型。①弱回声型:病灶回声比肝实质为低,常见于无坏死或出血、质地相对均匀的肿瘤,提示癌组织血供丰富,一般生长旺盛。该型较常见,约占32.1%。②等回声型:病灶回声强度与同样深度的周围肝实质回声强度相等或相似,在其周围有明显包膜或者晕带围绕,或出现邻近结构被推移或变形时,可有助于病灶的确定。该型最少见。约占5.6%。③强回声型:其内部回声比周围实质高。从组织学上可有两种不同的病理学基础,一种是回声密度不均匀,提示肿瘤有广泛非液化性坏死或出血,或有增生的结缔组织;另一种强回声密度较均匀,是由其内弥漫性脂肪变性或窦状隙扩张所致。强回声型肝癌最常见,约占42.7%。④混合回声型:瘤体内部为高低回声混合的不均匀区域,常见于体积较大的肝癌,可能是在同一肿瘤中出现各种组织学改变所致。此型约占15.5%。

肝癌的特征性图像。①晕征:>2 cm的肿瘤随着肿瘤的增大,周边可见无回声晕带,一般较细而规整,晕带内侧缘清晰是其特征,是发现等回声型肿块的重要指征。声晕产生的原因之一为肿瘤周围的纤维结缔组织形成的假性包膜所致;也可能是肿块膨胀性生长,压迫外周肝组织形成的压缩带;或肿瘤本身结构与正常肝组织之间的声阻差所致。彩超检查显示,有的晕圈内可见红、蓝彩色动静脉血流频谱,故有的声晕可能由血管构成。声晕对于提示小肝癌的诊断有重要价值。②侧方声影:上述晕征完整时,声束抵达小肝癌球体的侧缘容易发生折射效应而构成侧方声影。③镶嵌征:在肿块内出现极细的带状分隔,把肿瘤分成地图状,有时表现为线段状,此特征反映了癌组织向外浸润性生长与纤维结缔组织增生包围反复拮抗的病理过程,多个癌结节也可形成这样的图像。镶嵌征是肝癌声像图的重要特征,转移癌则罕见此征象。④块中块征:肿块内出现回声强度不同、质地不同的似有分界的区域,反映了肝癌生长发育过程中肿块内结节不同的病理组织学表现,如含肿瘤细胞成分、脂肪、血供等不同的结构所形成的不同回声的混合体。

(2)肝癌的CT表现:现在从小肝癌和进展期肝癌的CT表现及肝癌的CT鉴别诊断三方面分别讲述。

小肝癌的CT表现(图6-1、图6-2):小肝癌在其发生过程中,血供可发生明显变化。增生结节、增生不良结节以及早期分化好的肝癌以门静脉供血为主,而明确的肝癌病灶几乎均仅以肝动脉供血。其中,新生血管是肝癌多血供的基础。因此,肝脏局灶性病变血供方式的不同是CT诊断及鉴别诊断的基础。小的明确的肝癌表现为典型的高血供模式:在动脉期出现明显清晰的增强,而在门静脉期对比剂迅速流出。早期分化好的肝癌、再生结节或增生不良结节均无此特征,而表现为与周围肝组织等密度或低密度。

形态学上,小肝癌直径<3 cm,呈结节状,可有假包膜。病理上50%～60%的病例可见假包膜。由于假包膜较薄,其CT检出率较低。CT上假包膜表现为环形低密度影,在延迟的增强影像上表现为高密度影。

进展期肝癌的CT表现:进展期肝癌主要可分为3种类型(巨块型、浸润型和弥漫型)。①巨块型肝癌边界清楚,常有假包膜形成。CT可显示70%～80%的含有假包膜的病例,表现为病灶周围环形的低密度影,延迟期可见其增强;癌肿内部密度不均,尤其在分化较好的肿瘤有不同程度的脂肪变性。②浸润型肝癌表现为不规则、边界不清的肿瘤,肿瘤突入周围组织,常侵犯血管,尤其是门静脉分支,形成门静脉瘤栓。判断有无门静脉瘤栓对于肝癌的分期及预后至关重要。③弥漫型肝癌最为少见,表现为肝脏多发的、弥漫分布的小癌结节,这些结节大小和分布趋向均匀,彼此并不融合,平扫为低密度灶。

(3)肝癌的MRI表现:肝癌可以是新发生的,也可以由不典型增生的细胞进展而来。在肝硬化的肝脏,肝癌多由增生不良结节发展而来。近来,一个多中心的研究结果显示,增生不良结节为肝癌的癌前病变。过去肝癌在诊断时多已为进展期病变,但近年来随着对肝硬化及病毒性肝炎患者的密切监测、定期筛查,发现了越来越多的早期肝癌。

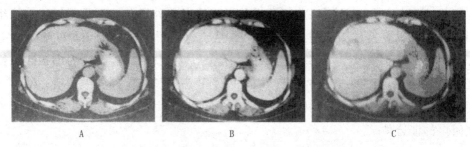

图 6-1　小肝癌(直径约 2 cm)CT 扫描影像(一)

A.平扫显示肝脏右叶前上段圆形低密度结节影;B.增强至肝静脉期,病灶为
低密度,其周围可见明确的小卫星结节病灶;C.延迟期,病灶仍为低密度

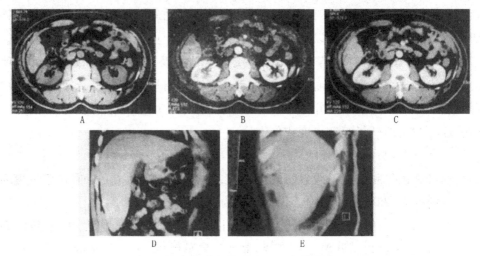

图 6-2　小肝癌(直径约 2 cm)CT 扫描影像(二)

A.平扫,可见边缘不清的低密度灶;B.动脉晚期,病变呈中度不规则环形增
强;C.门静脉期,病变内对比剂流出,病变密度减低;D.冠状位重建影像,可
清晰显示病变;E.矢状位重建影像,病变呈不规则环形增强

　　组织学上,恶性细胞通常形成不同厚度的梁或板,由蜿蜒的网状动脉血管腔
分隔。肝癌多由肝动脉供血,肝静脉和门静脉沿肿瘤旁增生,形成海绵状结构。

　　影像表现(图 6-3、图 6-4):肝癌的 MRI 表现可分为 3 类。孤立结节/肿块的
肝癌占 50%,多发结节/肿块的肝癌占 40%,而弥漫性的肝癌占不到 10%。肿瘤
内部有不同程度的纤维化、脂肪变、坏死及出血等使肝癌 T_1、T_2 加权像的信号
表现多种多样。肝癌最常见的表现是在 T_1 加权像上为略低信号,在 T_2 加权像
上为略高信号,有时在 T_1 加权像上也可表现为等信号或高信号。有文献报道
T_1 加权像上表现为等信号的多为早期分化好的肝癌,而脂肪变、出血、坏死、细

胞内糖原沉积或铜沉积等均可在 T_1 加权像上表现为高信号。此外,在肝血色病基础上发生的肝癌亦表现为在所有序列上相对的高信号。T_2 加权像上高信号的多为中等分化或分化差的肝癌。有文献报道 T_2 加权像上信号的高低与肝硬化结节的恶性程度相关。肝癌的继发征象有门静脉瘤栓或肝静脉瘤栓、腹水等,在 MRI 上均可清晰显示。

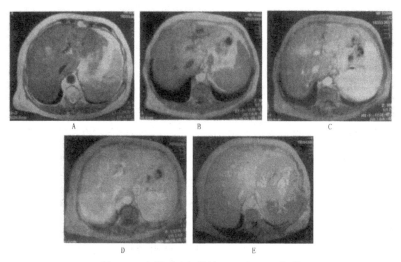

图 6-3　小肝癌(直径约 2 cm)MRI 表现

A.T_2 加权像,可见边界不光滑之结节影,呈高信号;B.屏气的梯度回波的 T_1 加权像,病灶呈略低于肝脏的信号;C.动脉期,病灶明显均匀强化,边缘不清;D.门静脉期,病灶内对比剂迅速流出,病变信号强度降低;E.延迟期,未见病灶强化

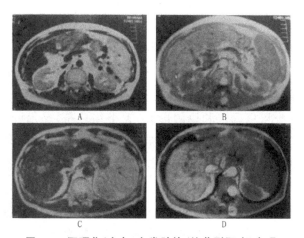

图 6-4　肝硬化(多年,多发肿块/结节型肝癌)表现

A、C 为 T_2 加权像,B、D 为 T_1 加权像;A、B 上可见肝左叶较大的不规则肿块影,边缘不光滑,呈略低 T_1 信号,略高 T_2 信号;C、D 上肝右叶前段可见小结节,呈略低 T_1 信号,略高 T_2 信号

早期肝癌常在 T_1 加权像上表现为等/高信号,在 T_2 加权像上表现为等信号。可能是由于其中蛋白含量较高所致。直径＜1.5 cm 的小肝癌常在 T_1 加权像和 T_2 加权像上均为等信号,因此只有在针剂动态增强的早期才能发现均匀增强的病变。肝动脉期对于显示小肝癌最为敏感,该期小肿瘤明显强化。但此征象并不特异,严重的增生不良结节也表现为明显强化。比较特异的征象是增强后 2 分钟肿瘤信号快速降低,低于正常肝脏的信号,并可在晚期显示增强的假包膜。有学者报道,肝硬化的实质中出现结节内结节征象提示早期肝癌,表现为结节外周低信号的铁沉积和等信号的含铁少的中心。

肝癌多血供丰富。对比剂注射早期的影像观察有助于了解肿瘤的血管结构。由于 MRI 对针剂比 CT 图像对碘剂更加敏感,所以 MRI 有助于显示肝癌,尤其是直径＜1.5 cm 的肿瘤。Oi 等比较了多期螺旋 CT 和动态针剂增强的 MRI,结果显示早期针剂增强影像检出 140 个结节,而早期螺旋 CT 发现 106 个结节。在动态增强的 MRI 检查中,肝细胞特异性对比剂的应用改善了病变的显示情况。如 Mn-DPDP 的增强程度与肝癌的组织分化程度相关,分化好的比分化差的病变强化明显,良性的再生结节也明显强化。而在运用单核-吞噬细胞系统特异性对比剂 SPIO 时,肝实质的信号强度明显降低,肝癌由于缺乏 Kupffer 细胞,在 T_2 加权像上不出现信号降低,相对表现为高信号。

(4)肝癌的 DSA 表现:我国原发性肝癌多为肝细胞癌(HCC),多数有乙肝病史并合并肝硬化。肝癌大多为富血管性的肿块,少数为乏血管性。全国肝癌病理协作组依据尸检大体病理表现,将肝癌分为 3 型:①巨块型,为有完整包膜的巨大瘤灶,或是由多个结节融合成的巨块,直径多在 5 cm 以上,占74%。②结节型,单个小结节或是多个孤立的大小不等的结节,直径＜3 cm 者称为小肝癌,约占 22%。③弥漫型,病灶占据全肝或某一叶,肝癌常发生门静脉及肝静脉内瘤栓,分别占 65% 和 23%。也可长入肝胆管内。

肝脏 DSA 检查可以确定肿块的形态、大小和分布,显示肝血管的解剖和供血状态,为外科切除或介入治疗提供可靠的资料。由于肝癌的供血主要来自肝动脉,故首选肝动脉 DSA,对已疑为结节小病变者可应用慢注射法肝动脉 DSA,疑有门静脉瘤栓者确诊需门静脉造影。

肝癌的主要 DSA 表现如下。①异常的肿瘤血管和肿块染色:这是肝癌的特征性表现。肿瘤血管表现为粗细不等、排列紊乱、异常密集的形态,主要分布在肿瘤的周边。造影剂滞留在肿瘤毛细血管内和间质中,则可见肿块"染色",密度明显高于周边的肝组织。肿瘤较大时,由于瘤体中心坏死和中央部分的血流较少,肿瘤中心"染色"程度可减低。②动脉分支的推压移位:瘤体较大时可对邻近的肝动脉及其分支造成推移或形成"握球状"包绕。瘤体巨大时甚至造成胃十二指肠动脉、肝总动脉或腹腔动脉的推移。弥漫型肝癌则见血管僵直、间距拉大。③"血管湖"样改变:其形成与异常小血管内的造影剂充盈有关,显示为肿瘤区域内的点状、斑片状造影剂聚积、排空延迟,多见于弥漫型肝癌。④动-静脉瘘形成:主要是肝动脉-门静脉瘘,其次是肝动脉-肝静脉瘘。前者发生率很高,有研究者统计高达 50% 以上,其发生机制在于肝动脉及分支与门静脉相伴紧邻,而肿瘤导致二者沟通。DSA 可检出两种类型:一为中央型,即动脉期见门静脉主干或主枝早期显影;二为外周型,即肝动脉分支显影时见与其伴行的门静脉分支显影,出现"双轨征"。下腔静脉的早期显影提示肝动-静脉瘘形成。⑤门静脉瘤栓:依瘤栓的大小和门静脉阻塞程度出现不同的征象,如腔内局限性的充盈缺损、门静脉分支缺如、门静脉不显影等。

上述造影征象的出现随肿瘤的病理分型而不同。结节型以肿瘤血管和肿瘤染色为主要表现,肿块型则还有动脉的推移,而弥漫型则多可见到血管湖和动-静脉瘘等征象。

5.并发症

(1)上消化道出血:原发性肝癌多合并有肝硬化,当肝硬化或门静脉内癌栓引起门静脉高压时,常可导致曲张的食管胃底静脉破裂出血。在手术应激状态下或化疗药物作用下,门静脉高压性胃黏膜病变可表现为大面积的黏膜糜烂及溃疡出血。上消化道出血往往加重患者的肝性脑病,成为肝癌患者死亡的原因之一。上消化道出血经保守治疗可有一部分患者症状缓解,出血得到控制。

(2)肝癌破裂出血:为肿瘤迅速增大或肿瘤坏死所致,部分为外伤或挤压所致肿瘤破裂出血,常出现肝区突发剧痛。肝被膜下破裂可出现肝脏迅速增大、肝区触痛及局部腹膜炎体征,B超或 CT 可证实。肝脏完全破裂则出现急腹症,可引起休克,出现移动性浊音,腹穿结合 B超、CT 检查可证实。肝癌破裂出血是一种危险的并发症,多数患者可在短时间内死亡。

(3)肝性脑病:常为终末期表现,多由肝硬化或肝癌多发引起门静脉高压、肝功能失代偿所致,也可因上消化道出血、感染或电解质紊乱引起肝功能失代偿所致,常反复发作。

(4)旁癌综合征:原发性肝癌患者由于肿瘤本身代谢异常而产生或分泌的激素或生物活性物质引起的一组症候群称为旁癌综合征。了解这些症候群,对于肝癌的早期发现有一定现实意义。治疗这些症候群,有利于缓解患者痛苦,延长患者生存期。当肝癌得到有效治疗后,这些症候群可恢复正常或减轻。

低血糖症:原发性肝癌并发低血糖的发生率达 8%～30%。按其临床表现和组织学特征大致分为两型。A 型为生长快、分化差的原发性肝癌病程的晚期,患者有晚期肝癌的典型临床表现,血糖呈轻中度下降,低血糖易控制;B 型见于生长缓慢、分化良好的原发性肝癌早期,患者无消瘦、全身衰竭等恶病质表现,但有严重的低血糖,而且难以控制,临床上需长期静脉滴注葡萄糖治疗。发生低血糖的机制尚未完全明确,可能包括:①葡萄糖利用率增加,如肿瘤释放一些体液性因素具有类似胰岛素样作用,或肿瘤摄取过多的葡萄糖。②肝脏葡萄糖产生率降低,如肿瘤置换大部分正常肝组织或肝癌组织葡萄糖代谢改变,并产生抑制正常肝脏代谢活性的物质。

红细胞增多症:原发性肝癌伴红细胞增多症,发生率为 2%～12%,肝硬化患者出现红细胞生成素增多症被认为是发生癌变的较敏感指标。其与真性红细胞增多症的区别在于白细胞与血小板正常、骨髓仅红系增生、动脉血氧饱和度减低。红细胞增多症患者,外周血红细胞(男性高于 6.5×10^{12}/L,女性高于 6.0×10^{12}/L)、血红蛋白(男性高于 175 g/L,女性高于 160 g/L)、血细胞比容(男性超过 54%,女性超过 50%)明显高于正常人。少数肝硬化伴晚期肝癌患者红细胞数不高,但血红蛋白及血细胞比容相对增高,可能与后期血清红细胞生成素浓度增高,反馈抑制红细胞生成有关,患者预后较差。原发性肝癌产生红细胞增多症机制不明,可能的解释为:①肝癌细胞合成胚源性红细胞或红细胞生成素样活性物质。②肝癌产生促红细胞生成素原增多,并释放某种酶,把促红细胞生成素转变为有生物活性的红细胞生成素。

高钙血症:肝癌伴高血钙时。血钙浓度大多超过 2.75 mmol/L,表现为虚弱、乏力、口渴、多尿、厌食、恶心,如血钙超过 3.8 mmol/L 时,可出现高血钙危象,造成昏迷或突然死亡。此高血钙与肿瘤骨转移时的高血钙不同,后者伴有高血磷,临床上有骨转移征象。高血钙症被认为是原发性肝癌旁癌综合征中最为严重的一种。高血钙产生的可能原因为:①肿瘤分泌甲状旁腺激素或甲状旁腺激素样多肽,它通过刺激成骨细胞功能,诱导骨吸收增强,使骨钙进入血流;它能使肾排泄钙减少而尿磷增加,因此出现高血钙与低血磷症。②肿瘤和免疫炎症细胞产生的许多细胞活素具有骨吸收活性。③肿瘤可能制造过多的活性维生素 D 样物质,它们促进肠道钙的吸收而导致血钙增高。

高纤维蛋白原血症:高纤维蛋白原血症可能与肝癌有异常蛋白合成有关,约有 1/4 发生在 AFP 阴性的肝癌患者中。当肿瘤被彻底切除后,纤维蛋白原可恢复正常血清水平,故可以作为肿瘤治疗彻底与否的标志。

血小板增多症:血小板增多症的产生机制可能与促血小板生成素增加有关。它和原发性血小板增多症的区别在于血栓栓塞、出血不多见,无脾大,红细胞计数正常。

高脂血症:高脂血症可能与肝癌细胞自主合成胆固醇有关。伴有高脂血症的肝癌患者,血清胆固醇水平与 AFP 水平平行,当肿瘤得到有效治疗后,血清胆固醇与 AFP 可平行下降,当肿瘤复发时,可再度升高。

降钙素增高:肝癌患者血清及肿瘤中降钙素含量可增高,可能与肿瘤异位合成降钙素有关。当肿瘤切除后,血清降钙素可恢复至正常水平。肿瘤分化越差,血清降钙素水平越高。伴高血清降钙素水平的肝癌患者,生存期较短,预后较差。

性激素紊乱综合征:肝癌组织产生的绒毛膜促性腺激素,导致部分患者血清绒毛膜促性腺激素水平增高。原发性肝癌合并的性激素紊乱综合征主要有肿瘤性青春期早熟、女性化和男性乳房发育。性早熟可见于儿童患者,几乎均发生于男性,其血清及尿中绒毛膜促性腺激素活性增高。癌组织中可检出绒毛膜促性腺激素,血中睾酮达到成人水平,睾丸正常大小或轻度增大,Leydig 细胞增生,但无精子形成。女性化及乳房发育的男性患者,血中催乳素及雌激素水平可增高,这与垂体反馈调节机制失常有关。当肿瘤彻底切除后,患者所有女性的特征均消失,血清中性激素水平恢复正常。

三、治疗

(一)治疗原则

原发性肝癌采用以手术为主的综合治疗。

(二)具体治疗方法

1.手术切除

手术切除是目前治疗肝癌最有效的方法。

(1)适应证:肝功能无显著异常,肝硬化不严重,病变局限,一般情况尚好,无重要器官严重病变。

(2)禁忌证:黄疸、腹水、明显低蛋白血症和肝门静脉或肝静脉内癌栓的晚期肝癌患者。

(3)手术方式:局限于一叶,瘤体直径<5 cm,行超越癌边缘 2 cm,非规则的肝切除与解剖性肝切除,可获得同样的治疗效果。伴有肝硬化时,应避免肝三叶的广泛切除术。全肝切除原位肝移植术不能提高生存率。非手术综合治疗后再行二期切除或部分切除,可以获得姑息性效果。

2.肝动脉插管局部化疗和栓塞术

目前多采用单次插管介入性治疗方法。

(1)适应证及禁忌证:癌灶巨大或弥散不能切除;或术后复发的肝癌,肝功能尚可,为最佳适应证,或作为可切除肝癌的术后辅助治疗。对不可切除的肝癌先行局部化疗及栓塞术,肿瘤缩小后再争取二期手术切除。亦可用于肝癌破裂出血的患者。严重黄疸、腹水和肝功能严重不良应视为禁忌证。

(2)插管方法:经股动脉,选择性肝动脉内置管。

(3)联合用药:顺铂(80 mg/m²)、多柔比星(50 mg/m²)、丝裂霉素(10 mg/m²)、替加氟(500 mg/m²)等。

(4)栓塞剂:采用碘油或吸收性明胶海绵并可携带抗癌药物,或用药微球作栓塞剂。

(5)局部效应:治疗后肿瘤可萎缩(50%～70%)。癌细胞坏死,癌灶有假包膜形成,瘤体或变为可切除,术后患者可有全身性反应,伴有低热、肝区隐痛和肝功能轻度异常,一周内均可恢复。

3.放射治疗

放射治疗适用于不宜切除、肝功能尚好的病例。有一定姑息疗效,或结合化疗提高疗效,对无转移的局限性肿瘤也有根治的可能。亦可作为转移灶的对症治疗。

4.微波、射频、冷冻及乙醇注射治疗

这些方法适用于肿瘤较小而又不宜手术切除者。在超声引导下进行,优点是安全、简便、创伤小。

5.生物学治疗

生物学治疗主要是免疫治疗。方法很多,疗效均不确定,可作为综合治疗中的一种辅助疗法。

(三)治疗注意事项

(1)肝癌术后是否给予预防性介入治疗,存在争议。

(2)目前手术是公认的治疗肝癌最有效的方法,要积极争取手术机会,可以和其他治疗方法配合应用。

(3)肝癌的治疗要遵循适应患者病情的个体化治疗原则。

(4)各种治疗方法要严格掌握适应证,综合应用以上治疗方法可以取得更好的疗效。

(5)肝癌患者治疗后要坚持随访,定期行 AFP 检测及超声检查,以早期发现复发转移病灶。

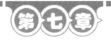

胆 道 疾 病

第一节 胆 石 症

胆石症是胆道系统的常见病,因急性症状而住院的胆石症占外科急腹症的第 2~3 位。

一、流行病学

胆石症的发病率在不同地区、国家及民族差别很大。在美国成年人中,胆石症发病率可达 10％,其中印第安人的发病率更高。北欧、中美与南美皆为高发地区,日本的成年人中胆石症的发病率<5％,而在东非胆石症极为少见。亚太地区原发性胆管结石的发病率明显高于欧美国家。黄耀权等调查天津市胆石症的总自然发生率为 8.2％,并发现易患因素是:①胆囊结石易患因素与年龄、居住地、性别和营养有密切关系,其顺序:年龄>居住>性别>营养;②胆管结石发生率与农民、居住地、年龄和工人有密切关系,其顺序:农民>年龄>居住地>工人;③胆囊合并胆管结石自然人群发生率与居住地、工人、营养和年龄 4 种易患因素有关,其顺序为居住地>工人>营养>年龄。

西方国家的胆石症以女性,40 岁以上肥胖者为多见,胆固醇结石为主。

我国胆石症患者女性稍多于男性,年龄范围较宽。据国内尸检材料统计,胆石症检出率约为 7％,80 岁以上的老年人可高达 23％。根据国内 26 个省市 146 所医院经手术治疗的 11 298 例的分析,胆囊结石最为多见,共 5 967 例,占 52.8％;胆囊、胆总管结石 1 245 例,占 11.0％;肝外胆管结石 2 268 例,占 20.1％;肝内胆管结石 1818 例,占 16.1％。原发性肝内、外胆管结石发病率为 36.2％,较 20 世纪 60 年代报告的 50％已有所降低。胆石症患者占普外住院患者总数的

10.05％。在这一大组病例中,男 3 707 例,女 7 635 例,男女之比为 1∶2。在西北及华北地区,男女之比为 1∶3,但在华南地区则为 1∶1。发病年龄最小者仅 3 岁,最高者为 92 岁,平均年龄为 48.5 岁。胆石症发病的高峰年龄为 50～60 岁。在我国的西安、兰州等西北地区以胆固醇为主要成分的胆囊结石为多,胆囊癌的发病率亦较高。

近年来,在我国一些中心城市胆囊结石与原发性胆管结石的比例已经发生了明显的变化。胆囊结石与胆管结石的比例,在北京为 3.4∶1,在上海为 3.2∶1,在天津为 4.5∶1。胆固醇结石在天津市占 64.8％,在上海占 71.4％,北京地区胆固醇结石与胆红素结石之比为 1∶0.98,但在广大农村、边远地区及个别胆石症高发地区,仍以胆管结石及胆红素结石为最常见。这些情况显然与食品结构及结石的发病原因不同有关。

二、病因与发病机制

胆石症形成的机制是十分复杂的。近年的研究表明,临床上常见的两大类结石(胆色素与胆固醇结石)的形成机制不同。

(一)胆色素结石

胆色素结石多呈棕色或橘色、不定形、大小不一、易碎、切面呈层状,常遍布于肝内、外胆管系统。胆石的成分,以胆色素钙为主,胆固醇的含量一般不超过 20％。

胆色素结石形成机制与胆道的慢性炎症、细菌感染、胆汁淤滞、营养因素等有关。常见的致病因素有复发性化脓性胆管炎、胆道阻塞、胆道寄生虫病(最常见的是胆道蛔虫病和中华分支睾吸虫感染)。感染是导致结石形成的首要因素,感染细菌主要是肠道菌属,大多数患者的胆汁培养均有细菌生长,其中最主要的是大肠埃希菌,厌氧性细菌亦较常见。胆汁淤滞是原发性胆管结石形成时的必要条件之一,因为只有在淤滞条件下,胆汁中成分才能沉积并形成结石。引起胆汁淤滞的原因是多方面的:胆总管下端炎症、狭窄是常见的原因,有时胆总管下端可能并无机械性梗阻,但并不排除由胆管炎所引起的胆管下端水肿和 Oddi 括约肌痉挛时所致的功能性梗阻,在梗阻的近端,胆道内压力升高,胆管扩张,胆流缓慢,因而有利于结石形成。在此种情况下,胆道寄生虫病能促使结石形成,在不少患者中可见到以虫体或虫卵为核心所形成的结石。

正常胆汁中,胆红素主要是水溶性的胆红素葡萄糖醛酸酯的结合型胆红素,但结石中的胆红素主要是不溶于水的游离胆红素。因而,胆汁中结合型胆红素的去结合化是形成结石的原因。胆道感染时,大肠埃希菌属和一些厌氧杆菌感染能产生 β-葡萄糖醛酸酶,此酶在 pH 为 7.0 条件下,能将结合型胆红素水解生成游离胆红素,游离胆红素与钙离子结合形成不溶于水的胆红素钙,形成了胆色素结石。另外,胆汁中有来自组织的内源性葡萄糖醛酸苷酶,它的最适 pH 为4.6,在适宜情况下,亦能水解胆汁中的结合型胆红素。此外,胆汁中的黏蛋白、酸性黏多糖、免疫球蛋白等大分子物质,炎性渗出物,脱落的上皮细胞、细菌、寄生虫、胆汁中的金属离子等,均参与结石的形成。

(二)胆固醇结石

该类结石与胆固醇代谢障碍有关。种种原因使胆固醇含量增多和(或)胆盐、卵磷脂减少,使胆固醇浓度相对增多,则胆固醇就会从胆汁中析出而形成结石。1968 年 Admirand 和 Small 用三角坐标来表示胆汁中胆固醇、胆盐和卵磷脂的相互关系。三角坐标中的任何一点都同时反映 3 种物质在胆汁中的含量百分比(指其中一种物质占 3 种物质总含量的百分比)。正常胆汁的各点都应在三角坐标的曲线以下,而胆固醇和混合结石患者的各点都在曲线上或曲线以上。

造成过饱和胆固醇沉淀的原因与以下因素有关:①肝脏胆固醇代谢异常;②肝肠循环障碍使胆酸池缩小;③饮食因素;④胆囊黏膜上皮脱落、雌性激素的影响等。

然而,近年来许多学者的研究发现,不但胆固醇结石患者胆囊胆汁中的胆固醇多呈过饱和状态,而且有 40%～80% 的正常人胆囊胆汁也常是过饱和的。此外,肝胆汁的胆固醇浓度往往比胆囊胆汁高得多,胆固醇结石却大都在胆囊内形成。这样,人们已认识到 Admirand-Small 三角还不能充分地说明结石形成的机制。近十年来胆固醇结石形成机制的研究主要在以下方面。

1.胆汁动力学平衡体系的研究

胆固醇在胆汁中主要以微胶粒和泡两种形式维持其溶解状态。微胶粒由胆固醇、磷脂、胆盐组成。泡是胆固醇、磷脂组成的复合体,两者相互联系,可以相互转化,在胆汁中形成一个动力学平衡体系,对胆固醇的溶解和析出起调节作用。泡可以溶解 80% 以上的肝胆汁中的胆固醇,是胆汁中胆固醇溶解及转运的主要形式。薄片是新发现的胆固醇、磷脂组成的聚合体,可以溶解一部分胆固醇,其作用机制尚待进一步研究。胆盐通过转运蛋白所产生电化学梯度分泌进入毛细胆管,而胆固醇与磷脂结合,以泡的形式由细胞支架(微管、微丝等)转运通过毛细胆管上皮细胞细胞膜,两个过程在一定程度上相互独立。当泡进入肝胆汁后,才与胆盐相互作用形成微胶粒,在成石性胆汁中泡与微胶粒同时存在。

在某些情况下,如胆汁胆固醇分泌增加,胆盐分泌减少,以及某些促成核因子作用下等。胆固醇可以从微胶粒向泡转移,并使泡体积增大,不稳定,并容易发生聚集融合,从单层小泡到大泡进而形成复层大泡,析出胆固醇晶体,并可进一步形成胆固醇单水结晶,而单水结晶的生长和聚集是胆固醇结石的雏形。各种研究表明,由于胆汁胆固醇动力学平衡体系被破坏而产生的胆固醇过饱和是结石形成的基础。

2.胆固醇过饱和胆汁产生的机制

过饱和胆汁是胆固醇结石产生的先决条件。80%的胆固醇在肝脏代谢,而胆固醇结石患者肝胆汁成核时间比胆囊胆汁短,故而肝脏是胆固醇过饱和胆汁的产生场所。过饱和胆汁产生的机制很复杂,主要有以下几个途径。

(1)胆固醇分泌增加:目前认为造成胆固醇分泌增加的因素主要有以下几条。①HMG-辅酶 A 还原酶活性增高,导致肝细胞合成分泌胆固醇增加。20 世纪70 年代,Salen G、Cogne 等发现胆固醇结石患者的 HMG-辅酶 A 还原酶活性增高,以后 Key、Maton 等也从不同角度证实了这一结果。②酰基辅酶 A-胆固醇酰基转移酶(acyl coenzyme A-cholesterol acyltransferase,ACAT)的系统活性降低,致使胆固醇转化为胆固醇酯减少。ACAT 是胆固醇酯化过程中的限速酶,广泛存在于肝脏及胆囊黏膜中,20 世纪 80 年代以来,陆续报道 ACAT 在胆固醇结石患者的肝脏中活性降低,从而致使游离胆固醇分泌增加,促使结石形成。③脂类代谢紊乱。20 世纪 80 年代以来,不少学者报道胆固醇结石患者存在着明显的脂类代谢紊乱,主要是:低密度脂蛋白(low-density lipoprotein,LDL)及乳糜微粒(chylomicron,CM)含量和(或)具有活性的受体数目增加;极低密度脂蛋白胆固醇(very low densitylipoprotein-cholesterol,VLDL-C)含量增加;胆固醇逆向转运的载体高密度脂蛋白(HDL)含量和(或)其在肝细胞膜上的受体数目减少。④由于 7-α 羟化酶活性降低,导致胆固醇合成胆酸减少,胆固醇分泌过多。⑤年龄是一个重要因素。

(2)胆酸代谢障碍:胆汁酸是胆汁的主要成分,也是胆固醇体内代谢的最终产物。在肝细胞内质网微粒体酶系统作用下,胆固醇可逐步衍化为胆酸,7-α 羟化酶为这一过程的限速酶。大部分胆固醇结石患者存在胆酸代谢障碍,主要表现在以下几方面。①肝脏合成胆酸下降:胆酸合成主要受限速酶胆固醇 7-α 羟化酶及另外两个关键酶:12-α 羟化酶、27-羟胆固醇-7-α 羟化酶的调节,也受胆固醇以及肝脏胆酸流量的反馈调节。胆固醇 7-α 羟化酶、12-α 羟化酶等都是细胞色素 P450 家族成员(CYP7A),在胆固醇结石患者中活性降低。②胆盐肠肝循环被破坏;对胆汁酸代谢动力学变化与胆固醇结石病的关系有过不少研究,表明胆盐肠肝循环被破坏可使体内胆酸池下降,从而导致结石形成。③胆盐成分改变:近年来,国内外学者对胆盐成分变化对成石的影响进行了一系列的研究。发现以下几点:胆固醇结石胆汁中去氧胆酸(DCA)的比例增加;胆酸(CA)鹅去氧胆酸(CDCA)比例升高;甘氨结合胆酸增多而牛磺结合胆酸减少(G/T 比例升高)。

3.促、抗成核因子

肝胆汁的胆固醇饱和度比胆囊胆汁高,但胆固醇结石很少在肝胆管内形成,从而提示在胆囊胆汁中存在着促成核因子,而 40%～80% 正常人胆囊胆汁为过饱和胆汁,却未形成结石,所以胆囊胆汁中还存在着抗成核因子。

(1)促成核因子:能促使胆固醇结晶析出的胆汁蛋白质中,有黏蛋白性和非黏蛋白性的糖蛋白,而后者有选择性与刀豆蛋白凝结素 A 结合的特性。大部分为免疫球蛋白、磷脂酶、纤维连接蛋白等。①黏蛋白:胆囊黏膜上皮细胞分泌一种黏蛋白,可促使胆固醇成核。过饱和胆汁、胆盐、前列腺素、阿司匹林及炎症刺激等均可影响黏蛋白分泌。黏蛋白分泌过多时,可形成黏性弹力凝胶具有很强的胶着性,可使胆固醇结晶处于胶体状中,并促使其产生聚集,也有可能促进泡融合,形成复层泡,并减弱泡之间的排斥力。②免疫球蛋白:Harvey 等分离、提纯了 ConA 结合蛋白,其中一部分被证实为免疫球蛋白,主要为 IgM 和 IgA 以后,这一研究小组的报告指出 IgG 也具有明显的促成核活性,在胆固醇结石存在的胆囊胆汁中,IgG 的平均浓度是色素结石组或对照组的3倍,并且与 CSI 关系密切,当 CSI 处于 1.2～1.4 时 IgG 浓度最高。胆盐,尤其是 DC 可刺激 IgG 分泌,就成核活性而言,IgM>IgG>IgA。③其他促成核糖蛋白:近年来,国内外学者应用亲和层析、高效液相等技术,提纯到许多具有促成核活性的糖蛋白,如130 kDa 糖蛋白、42 kDa 糖蛋白、纤维连接蛋白等。

(2)抗成核因子:20 世纪 80 年代初,Seuell 等人就在胆固醇结石患者的胆囊胆汁中发现多种载脂蛋白,Ktbe 等将 Apo A1、Apo A2 加入模拟胆汁中,可使成核时间延长 1 倍。另外,12 kDa、58 kDa、63 kDa 的糖蛋白,以及胆汁蛋白的片段等被认为具有抗成核作用。

4.胆囊动力学异常

早在 1856 年 Meckel von、Hensbach 就已提出胆汁淤滞是胆石一个重要发病因素。

胆囊运动过缓导致胆囊剩余容积增大,当胆囊胆汁处于过饱和状态,且滞留在胆囊内时间过长时,可沉淀在胆囊黏膜表面,并且刺激黏蛋白的分泌,促使胆固醇成核。大量的动物试验表明,在结石形成之前,胆囊收缩力就已减弱。Carey 等发现,正常人 50％的肝胆汁进入胆囊,另 50％排入十二指肠;而在胆固醇结石患者中,只有 30％肝胆汁进入胆囊,70％则排入十二指肠,从而说明胆固醇结石患者胆囊排空容积减少,利用现代影像技术,如超声波、核素扫描等发现胆固醇结石患者的空腹胆囊容积、餐后或静脉注射缩胆囊素(CCK)后残余容积均较正常人大,胆囊排空也延迟。

5.胆固醇结石的免疫学研究

胆固醇结石患者往往伴有急、慢性胆囊炎,提示感染也可能是胆石形成的重要因素,在炎症反应中,细胞因子充当了一个重要角色。TNF-α 可以使肝细胞摄取胆酸,特别是牛磺胆酸减少。IL-6 可抑制体外原代培养的肝细胞摄取胆盐,还抑制牛磺胆酸的转运蛋白以及 Na^+,K^+-ATP 酶的活性,TNF、IL-2、IL-4 等可降低细胞色素 P450(如 CYP2A、CYP3A 等)的活性,而胆酸合成的限速酶 7-α 羟化酶就是 CYP7a。

6.胆固醇结石的分子遗传病因学研究

胆固醇结石患者有明显的家族聚集倾向。多数学者认为,胆固醇结石是具有遗传背景的多基因疾病。与胆固醇结石成因关系密切的 7-α 羟化酶、载脂蛋白、胆固醇转运蛋白等均发现存在基因多态性。寻找胆固醇结石成因的独立候选基因已成为当前的一个研究热点。

(三)黑色结石

近年来黑色结石受到普遍的重视,有人称之为第 3 结石。根据日本东北大学第一外科的报告,在20 世纪 60～70 年代,黑色结石仅占 10％以下,但到 20 世纪 80 年代已增加到 22％,现在已知,黑色结石的形成往往与并存的疾病背景和施行过某些特定的手术有关。

1.肝硬化与胆石

根据佐藤寿雄的报告,在肝硬化的患者中并发胆石者为 13.3％,约为一般成年人的 2 倍。在这些结石中黑色结石占半数以上。在推论肝功能障碍与黑色结石形成的关系时,研究者认为:肝硬化患者常有高胆红素血症,有利于结石的形成;另外,由于充血性脾大及脾功能亢进,可增加红细胞的破坏及溶血或为黑色结石的来源。

2.溶血性黄疸与胆石

溶血性黄疸的患者,由于高胆红素血症存在常并发胆囊黑色结石。在佐藤寿雄报告的因溶血性黄疸而施行脾切除术的 58 例中,有 28 例(48％)已发生胆石,其中黑色结石 23 例,占 82%。

3.胃切除术后的胆石症

许多报告证实在胃次全切除术后胆石症的发病率明显增高。佐藤寿雄等对胃切除前没有胆石的 300 例,进行了术后随访,术后发生结石者 58 例,占 19.3%。樱庭等对 120 例因胃癌而进行胃次全切除术的患者进行了随访。在随访半年以上的 43 例中,有 11 例发生了结石,发生率为 26%。一些学者认为,胃切除术后的时间与胆石发生率之间似无明显的关系,术后 2 年之内胆石的发生率已达 20%左右,说明在术后短期内即开始有结石形成。从结石的部位来看,仍以胆囊结石为主。从结石种类来分析,黑色结石约占 40%,其次为胆固醇结石,胆色素钙结石约占 17.4%。研究表明,在胃切除术后胆囊收缩功能低下,多呈弛缓性扩张,经过 3～6 个月运动功能才大体上恢复到术前水平。有学者认为胆囊收缩功能低下,胆汁排出延缓,进而引起炎症,是术后结石形成的主要原因。如果对胃癌的患者进行胆道周围淋巴结清除术,由于胆囊周围粘连,会进一步加重排空障碍,从而结石形成的机会也进一步增加。

4.心脏瓣膜替换术后的结石

瓣膜替换术后胆石的发生率明显增高。Mevendins 报告胆石的发生率高达 31%,均为黑色结石。佐藤寿雄等对日本东北大学胸外科进行过瓣膜置换手术 1 年以上的 103 例患者进行了随访观察,发生胆石者 17 例,占 16.5%。替换机械瓣膜的胆石发生率高于生物瓣。因机械瓣更易产生溶血。结石以黑色结石为主。

除上述 4 种特殊情况外,有的报告还表明,在Ⅳ型高脂血症胆石的发生率增高。Ahllearg 等的研究表明,此类患者肝 HMG-辅酶 A 还原酶的活性增高,约为正常人的 2 倍,故此类患者的胆汁多属于胆固醇超饱和胆汁,这可能是胆石发生率高的主要原因。糖尿病患者胆石发生率亦较高,佐藤寿雄等报告,男性发生率为 14%,女性为 16%。成石的原因可能是多方面的,有人认为与糖尿病患者胆囊收缩功能低下有关,还有人报告糖尿病患者胆汁酸浓度下降,从而引起胆固醇的超饱和。

三、病理生理

胆石症发生后,可引起胆道系统、肝脏以及全身一系列病理解剖及病理生理改变,主要有以下几项。

(一)胆囊

由于胆石的长期刺激及继发感染可引起急性或慢性胆囊炎,胆囊管发生梗阻后可导致胆囊积水,若继发细菌感染,则可形成胆囊积脓。胆囊坏死穿孔后则出现胆汁性腹膜炎。胆囊颈部结石可对肝总管形成压迫,甚至导致肝总管梗阻、坏死、穿孔,临床上可发生感染、黄疸,称为米瑞兹(Mirizzi)综合征。

(二)胆管

胆管结石造成胆管梗阻后使胆汁流通不畅,出现胆道压力增高,临床上表现为梗阻性黄疸。若有继发性细菌感染则可出现轻重不同的胆管炎。

(三)肝脏

胆石症引起的继发性肝损害与胆石的部位、胆管梗阻的程度与持续时间有关。据临床肝脏活体组织检查所见,胆管结石的患者几乎100%、胆囊结石则有70%以上的患者肝脏形态学改变,病变程度可由轻微的炎细胞浸润直至胆源性肝脓肿、间质性肝炎、局灶性肝萎缩病和胆汁性肝硬化。

(四)全身损害

当胆石症并发严重感染及梗阻性黄疸时,可引起败血症等一系列全身性损害,甚至导致多器官系统衰竭。

四、胆石症的分类

(一)根据结石形态特点分类

1.结石部位

包括:①胆囊结石;②胆总管及肝总管结石;③肝内胆管结石。

2.结石大小

包括:①泥沙样结石及微结石(横径<0.3 cm);②小结石(横径<0.5 cm);③中结石(横径0.5~1.5 cm);④大结石(横径≥1.5 cm)。

3.结石形状

圆形、梭形、多角形、不规则形等。

4.结石数量

单发结石、多发结石。

(二)根据结石成分和结石表面、剖面的特点分类

1.放射状石

灰白、透明,剖面呈放射柱状,由结晶组成,核心多为少量色素颗粒团块。

2.年轮状石

多为棕黄色,切面有放射状结晶,同时具有多个同心圆的深棕色年轮纹,此

年轮纹非真正层次不能分离。

3.岩层状叠层石

淡黄或灰白,呈致密光滑的叠层状,可以剥离,实体镜下为片状胆固醇结晶组成,各层间夹有细线状结构,为胆红素颗粒或黑色物质组成。

4.铸形无定形石

多为深棕色结右,其形态由于所在解剖部位不同而各异,切面无定形结构。电镜下为大量胆红素颗粒和一些胆固醇结晶所构成。

5.沙层状叠层石

剖面呈松弛的同心圆层状,为大小相仿的胆红素颗粒组成,各层间被白色颗粒分离,经定性大部分为胆固醇,少数结石的间隔为黑色物质所组成。

6.泥沙状石

棕色、易碎、小块或泥沙状,电镜下皆为稀疏的胆红素颗粒集聚。

7.黑色结石

即所谓"纯色素"石,见于胆囊内,直径约为 0.5 cm,黑色有光泽、硬、表面不规则,切面如柏油状。电镜下为片状颗粒状结构,排列极为致密。

第 1～3 类结石的主要成分为胆固醇,此类结石多发生于胆囊内。第 4～6 类结石主要成分为胆红素钙结石,此类结石可以发生在胆道的任何部位,但以肝内胆管与胆总管为多见,结石无一定形状,有时呈泥沙或胆泥状,硬度不一,常易压碎。

(三)根据临床特点分类

1.胆囊结石

(1)无症状胆囊结石。

(2)有症状胆囊结石(绞痛性、急性及慢性胆囊炎)。

(3)胆囊与胆管结石:①以胆囊结石症状为主的胆石症;②以胆管症状为主的胆石症。

(4)伴有严重并发症的胆囊结石:①胆囊管狭窄;②胆囊积水;③胆囊积脓;④胆囊胰腺炎;⑤Mirizzi综合征;⑥并发胆囊癌的胆囊结石;⑦并发 Oddi 括约肌狭窄的胆囊结石。

2.胆管结石

(1)胆总管下端结石:①伴括约肌狭窄;②无括约肌狭窄。

(2)胆总管结石。

(3)肝内胆管结石:①右肝管结石;②左肝管结石;③多发性肝内胆管结石。

(4)胆囊与胆管结石。

(5)伴有严重并发症的胆管结石:①梗阻性黄疸;②急性梗阻性化脓性胆管炎(AOSC);③胆管炎性肝脓肿;④胆道出血;⑤胰腺炎;⑥胆汁性肝硬化;⑦并发胆管癌变。

(四)胆囊结石的 B 超分类

CT 和 B 超均能够初步满足这种分类的要求。由于 B 超费用低廉且可进行多次重复检查,故更受到医学界的重视。

日本千叶大学第一内科土屋幸浩等提出了如下的分类方法,很有参考价值。

1.大结石

直径在 1.0 cm 以上的结石为大结石,根据其超声影像的特点分为 3 型。

(1)Ⅰ型结石:胆石表面呈现较浊回声的光团影像,向内部逐渐减弱,结石下面可出现声影,根据光团的形状又可分为Ⅰa(球型)、Ⅰb(半月型)及Ⅰc(新月型)。此类结石为胆固醇结石,无钙化。

(2)Ⅱ型结石:在结石的浅部出现一个狭窄的强回声光团,伴有一个强声影此为Ⅱa,如在结石的中心部又出现一个强光点则为Ⅱb。多为伴有钙化的混合结石,呈层状结构。

(3)Ⅲ型结石:结石虽可显示,但光团较弱,声影亦较模糊不清。此类结石为色素结石,多容易伴有细菌感染。

2.小结石

直径在 1.0 cm 以下的结石属于小结石,多发性为主,根据其占据胆囊容积的大小及结石群体结构又可分为:①充满型结石;②堆积型结石;③游离型结石;④浮游型结石;⑤块状型结石。充满型结石及堆积型结石除表示结石数量多以外,也反映胆囊运动功能已经丧失或严重障碍。小结石容易引起胆囊管的梗阻及容易引发胰腺炎。

五、临床表现

胆石症的症状和体征与胆石的部位、大小、胆管梗阻的程度以及并发症的有无等因素有关,现将主要临床表现分述如下。

(一)临床症状

1.腹痛

腹痛是胆石症的主要临床表现之一。胆石症发作时多有典型的胆绞痛,为上腹和右上腹阵发性痉挛性疼痛,伴有持续性加重,常向右肩部或肩胛部放射。

腹痛的原因是胆石从胆囊移动至胆囊管或胆管内结石移动至胆总管下端或从扩张的胆总管移行至壶腹部时结石嵌顿所引起。由于胆囊管或胆道梗阻使胆囊或胆管内压升高,胆囊或胆总管平滑肌扩张及痉挛,企图将胆石排出而产生剧烈的胆绞痛。90％以上的胆绞痛为突然发作,常发生在饱餐、过劳或激烈运动之后。除剧烈胆绞痛外,患者常表现坐卧不安,甚至辗转反侧,心烦,常大汗淋漓,面色苍白,恶心呕吐。每次发作持续时间可以数十分钟到数小时。如此发作往往需持续数天才能完全缓解。疼痛缓解和消失表示结石退入胆囊或嵌顿于胆管下端的结石移动或通过松弛的括约肌排出胆道,此时其他症状亦随之消失。由于结石所在部位的不同,腹痛的临床表现特征也有所不同。

(1)胆囊结石:胆囊内结石(尤其是较大结石)不一定均产生绞痛,有的可以终生无症状,称之为安静胆囊结石。胆囊颈部结石极易引起急性梗阻性胆囊炎。胆囊袋又称哈德门袋,是胆囊颈部一个袋状结构,极易堆积结石而产生胆绞痛。除胆绞痛外,还可出现恶寒、发热等感染症状,严重病例由于炎性渗出或胆囊穿孔可引起局限性或弥漫性腹腔炎,因而出现腹膜刺激症状。部分病例可在腹部检查时触及胀大的胆囊。如结石不大或胆囊管直径较粗时,从胆囊排出的结石进入胆总管,但可能嵌顿在壶腹部引起胆绞痛、梗阻性黄疸、化脓性胆管炎,甚至出血性坏死性胰腺炎。

(2)胆总管结石:约75％的患者有上腹部或右上腹部阵发性剧烈绞痛,继疼痛之后约70％的患者出现黄疸,黄疸的深浅随结石嵌顿的程度而异,且有波动性升降,如胆石阻塞胆道合并胆道感染时,可同时出现腹痛、寒战与高热、黄疸三联征症状。病变在胆总管时,疼痛多局限在剑突下区,如感染已波及肝内小胆管时,可出现肝区胀痛和叩击痛。

(3)肝内胆管结石:常缺乏典型的胆绞痛,发作时常有患侧肝区持续性闷胀痛或叩击痛,伴有发热、寒战与不同程度的黄疸。一侧肝内胆管结石多无黄疸。如结石位于肝右叶疼痛可放散至右肩及背部,左侧肝胆管结石放散至剑突下、下胸部;如结石梗阻于肝左、右胆管或二、三级胆管,亦可引起高位梗阻性化脓性胆管炎的表现。

2.胃肠道症状

胆石症急性发作时,继腹痛后常有恶心、呕吐。呕吐内容物为胃内容物,此后腹痛并不缓解。急性发作后常有厌油腻食物、腹胀和消化不良等症状

3.寒战与发热

与胆道感染的程度有关:胆囊炎多继发于胆囊结石,它们之间有互为因果的

关系,可出现不同程度的发热,梗阻性坏疽性胆囊炎可有寒战及高热,胆管结石常并发急性胆管炎,而出现腹痛、寒战高热和黄疸三联征。当胆总管或肝内胆管由于结石、蛔虫和胆管狭窄等造成胆管急性完全梗阻时,胆管扩张,胆管内压升高,管腔内充满脓性胆汁,大量细菌和内毒素滞留于肝内,通过肝窦状隙进入血液循环而导致败血症和感染性休克,此种病变称之为急性梗阻性化脓性胆管炎(AOSC)。典型的 AOSC 除上述三联征外,还可出现血压降低(四联征),如再出现神志障碍则称之为 Reynald 五联征。

4.黄疸

胆囊结石一般不出现黄疸,但约有 10% 的患者可以出现一过性黄疸。发生黄疸的原因可有以下几种:①胆囊炎同时并发胆管炎或结石排出至胆总管;②肿大的胆囊压迫胆总管,引起部分性梗阻,即 Mirizzi 综合征;③由于感染引起肝细胞一过性损害,在合并胆总管结石时,70% 以上的患者可以出现黄疸,黄疸呈波动性,如不清除结石或解除梗阻,虽经各种药物治疗亦消退很慢,迁延日久可引起胆汁性肝硬化。

(二)体格检查

胆囊结石的体征与胆道梗阻的有无及炎症的严重程度密切相关。

1.全身检查

在发作期呈急性病容,感染严重者有体温升高及感染中毒征象,如伴有呕吐或进食困难可有脱水、酸中毒表现,当引起胆道梗阻时巩膜与皮肤有黄染。

2.腹部检查

胆囊结石的腹部压痛多局限于剑突偏右侧和(或)右上腹胆囊区,胆囊复发性梗阻时可触及胀大的胆囊,随着炎症的加重,也可出现肌紧张与反跳痛。Murphy 征在胆囊结石引起的胆囊炎中多呈阳性。

胆管结石的腹部压痛多在剑突下偏右侧,可能触及胀大的胆囊;位于肝内胆管的结石压痛在右肝区,有时伴有肝大;左肝管结石压痛位于剑突或左上腹部。

六、诊断与鉴别诊断

(一)诊断

根据病史、体检及必要的特殊检查,胆石症的诊断多无困难。对于少数缺乏明确病史及典型症状的病例,特别是老年患者,需借助于超声波或 X 线检查加以确诊。在出现梗阻性黄疸时,要结合实验室和其他胆道图像检查加以确诊。对胆石症的诊断,不能仅仅满足于是否有胆石的初级层次诊断,还应对结石的部位、结石的大小及数目、胆囊的形态与功能改变、胆总管下端(包括 Oddi 括约肌)有无梗阻,以及是否合并有其他并发症等作出明确的判断。现将常用的诊断方法及检查程序分述如下。

1.病史与临床表现

除无症状的胆石症外,70％以上的患者有典型的胆绞痛或胆道感染的病史,部分患者可有胆道手术史。为了能全面明确胆石症的诊断,必须仔细询问胆绞痛发作的情况,以及胆绞痛与其他症状如恶心呕吐、发热寒战、黄疸等之间的关系。腹部检查要注意压痛点的位置、右上腹饱满和胀大的胆囊。

2.实验室检查

(1)在胆石症的发作间歇期,实验室检查多无阳性发现。

(2)发作期的检查所见与急性胆囊炎、急性胆管炎或 AOSC 相同。

(3)如出现梗阻性黄疸可见血清胆红素增高,血清碱性磷酸酶和 γ-谷氨酰转肽酶升高。黄疸持续时间较长,可有不同程度的肝功能损害,严重者可出现凝血机制障碍。对梗阻性黄疸患者要按"半急症"对待,尽可能在较短时间完成各项检查并采取有效的治疗措施。

3.十二指肠引流液检查

十二指肠液中查到胆沙或胆固醇结晶,有助于诊断,若查到细菌或寄生虫卵则更有参考价值。胆汁缺乏说明胆囊管有梗阻或者胆囊功能已经丧失。

4.超声波检查法

该法是一种无创伤性的检查方法,是胆石症的首选诊断方法。除能发现胆石的光团和声影外,还能了解胆管扩张的程度、胆囊的大小和炎症程度,对疾病能做出定性定量的诊断,对选择治疗方法很有帮助。

5.内镜逆行胆胰管造影术(ERCP)检查

ERCP 为一种诊断与介入治疗的理想方法。ERCP 常能显示胆管的内部病变,如结石阴影、胆管扩张的程度以及胆管下端有无梗阻等。

6.经皮肝穿刺胆道造影术(PTC)检查

PTC 是梗阻性黄疸的重要检查方法。一般在 CT 或 B 超导向指引下进行 PTC,可显示胆管扩张的程度和梗阻部位。肝内胆管扩张达 0.5 cm 以上者,PTC 的成功率可达 95％上。

7.手术中胆管造影、胆道镜检查与 B 超检查

胆管结石的术中检查也十分重要,除常规检查外,应用手术中胆道造影与胆道镜检查可以大大减少残余结石的发生率。胆道镜检查还能直接观察胆道黏

膜,做出胆管炎的形态学分类,对胆管的其他病变,如胆管狭窄、肿瘤等也能进行准确的判断。

术中 B 超检查已在越来越多的临床单位中应用于临床。此种检查方法更便于肝内胆管结石的定位,同时还可较具体的了解肝、胰等邻近器官的病理损害,对于提高胆石症的手术效果有十分重要的实用价值。值得注意的是,上述几种特殊检查除需要有专用设备外,进行这些检查还延长了手术时间,增加了手术污染的机会,故应严格选择适应证,注意无菌操作,以免给患者增加额外负担。

(二)鉴别诊断

胆石症的鉴别诊断亦十分重要。

1.发作期需要鉴别的疾病

先天性胆总管囊性扩张、胆道蛔虫病、胆道运动障碍、溃疡病穿孔、胰腺炎、肠梗阻、右侧肾结石、右下肺炎或胸膜炎等。

2.非发作期需要鉴别的疾病

肝炎、肝硬化、肝或胆囊癌、胆管癌、壶腹周围癌、慢性胰腺炎、胰腺癌等。值得提出的是,胆石症常常伴发或继发于许多其他消化道疾病,如肝硬化、溃疡病、先天性胆总管囊性扩张、胆囊癌等。这些都增加胆石症的诊断与鉴别诊断上的困难性。

七、治疗

回顾我们治疗胆石症的历史,不难发现,20 世纪 50 年代以前基本上是采用外科手术治疗,20 世纪60 年代在中草药治疗的基础上出现了排石疗法,20 世纪70 年代许多单位开展了溶石疗法。之后,随着现代化诊断设备与技术的引进,人们发现原来采用的中药治疗对某些病例存在较大的盲目性,疗效也不肯定。而对于胆道感染、胆道功能性疾病疗效甚佳,因此在中西医结合围术期、胆道感染、胆道术后应用中药防止结石再生等方面有广泛应用并获良好的临床结果。

胆石症治疗方法的选择,要根据患者的周身情况,发病原因,以及结石的位置、大小、伴随的病变等,进行合理的选择,有时还需要几种治疗方法配合使用。

(一)合理的选择治疗方法

1.胆囊结石

原则上宜采用手术治疗,但也要区分不同情况,灵活对待。

(1)无症状胆囊结石:对这类结石是不是需要施行预防性胆囊切除术,目前尚有不同意见。主张不做胆囊切除术的理由是,这类患者术前无症状或仅有轻微上腹部疼痛,如贸然手术,术后症状有时比术前还要多。多数外科医师认为,凡确属在查体中发现的无症状结石,均可采用定期随诊的方法进行观察,待有明确的手术指征时再考虑手术。口服溶石药物对肝功能有一定损害,一般不主张采用。如有急性发作,应立即进行手术治疗,切除胆囊。

(2)症状性胆囊结石。①伴急性胆囊炎的胆囊结石:除并发急性梗阻性坏疽性胆囊炎的胆囊结石需采用急性期手术治疗外,多数病例均先采用中西医结合非手术治疗以控制急性症状。然后进行胆道系统的全面检查,根据检查结果再决定施行手术治疗或非手术治疗。②伴慢性胆囊炎的胆囊结石:若患者已有反复发作,胆道系统检查有多发或较大结石者,宜采用手术治疗。对于 3 mm 以下的微小结石、直径<0.5 cm 的小结石,有人认为是一种危险结石,因游动性大,容易嵌顿在胆囊管内或引起胰腺炎等严重并发症,宜早期手术。③胆囊结石伴有继发性胆总管结石:这类结石原则上宜采用手术治疗,但在具备较好内镜条件的单位,应先行内镜括约肌切开术(EST),先取出胆总管结石然后再行腹腔镜胆囊切除术,可缩小手术范围,减少住院时间。④伴有严重并发症的胆囊结石:这类结石应及时采用手术治疗,术前应尽量将病变的性质和程度判定清楚,以便选用合理的手术术式并最大限度地避免手术并发症的发生。

2.胆管结石

胆管结石的适应证选择,大致可分为以下两类情况。

(1)非手术治疗适应证:肝胆管泥沙样结石、胆总管结石直径<2.0 cm,均可采用十二指肠镜取石,一些内镜中心具有胆道镜的"子母镜",更可以取出肝内胆管的结石。

当胆总管下端的狭窄段不超过 2 cm,结石直径不超过 2 cm 者,可先行经内镜括约肌切开术(EST),用网篮取出结石,对较小分散的结石可给予复方大柴胡汤以增加胆汁分泌,冲刷胆道,可取得良好的治疗效果。较大结石可采用液电碎石或激光碎石的方法一次或数次取出结石。据天津市中西医结合急腹症研究所一组病例统计,在施行 EST 及中药治疗的 115 例中,排出结石者 114 例,占99.1%,其中完全排净者 105 例;结石排净率为 91.3%。

(2)手术治疗的适应证:对于有一叶或一段肝组织萎缩、肝内胆管多发结石、伴有胆管(肝内或肝外)狭窄及其他并发症的胆管结石,应采用手术治疗。

(二)非手术治疗方法

1.排石疗法

在 20 世纪 80 年代,有人将具有疏肝利胆、通里攻下作用的中药与具有解痉止疼效果的针刺疗法和能促进排便作用的硫酸镁按时间顺序联合给予,称之为排石的"总攻疗法",以增加疗效。

该种"排石"方法在 20 世纪七八十年代广为应用,对适应证选择较好的病例有一定疗效,但在排石过程中还应密切观察病情变化。如患者先有腹痛加重,随后突然缓解、体温下降或黄疸消退,往往提示为排石现象;若腹痛持续不止,体温升高,脉搏加快,血压下降,黄疸加重,则是病情加重,服用通便药物时,切忌太过,对体质虚弱者还要适当补液。排石过程中还进行常规的大便筛石。遇有结石过大、严重胆道感染、结石与胆管壁粘连等情况,排石可能无效,应及时中转手术。

2.溶石疗法

胆石的溶解剂亦具备以下条件:①具有促进胆固醇、胆色素的溶解能力;②对身体无毒;③能与胆石较长时间接触或能维持一定的浓度。

胆囊结石的溶石疗法:目前最常用口服溶石剂是鹅去氧胆酸(chenodeoxycholic acid,CDCA)和熊去氧胆酸(urodeoxycholic acid,UDCA)。胆囊结石的溶解剂只对无钙化的胆囊胆固醇结石效果较好,而且结石的直径在 0.5 cm 以下、胆囊功能较好的病例。CDCA 的开始剂量为每天 1 000 mg,然后减至每天 500 mg。近年不少报告指出:CDCA 并非治疗胆石症的理想药物,因为溶石率较低(一般在 20% 左右)、服药时间长(一般要服半年到 1 年)、停药后结石还会再度形成。重要的是此类胆酸制剂对肝功能有一定损害,要每月进行肝功能检查,一旦有肝功能异常即应停药。

3.内镜取石

由于现代科技的发展,内镜性能的不断改善,在胆石症的治疗中也发挥越来越明显的作用。内镜取石的途径如下。①经十二指肠镜取石:用网篮或取石钳取石;②胆道镜或经皮肝胆道镜取石:胆道镜取石已相当普遍,可手术中取石,亦可手术后经过 T 型管窦道进行取石。经皮肝胆道镜取石多用于胆管狭窄或不能接受再次手术的病例;③经腹腔镜胆道镜取石术,即"二镜联合"取石术:这种技术已在一些有条件的医疗中心应用于胆管结石中。首先在腹腔镜下切开胆总管,再以胆道镜进行胆道探查、取石。该术式不仅可用于肝外胆道结石的患者的治疗,亦可用于肝内胆管结石患者。其疗效确切,恢复快,住院时间短,已获得成熟经验;④碎石疗法:多用于胆道术后的残余结石中,可通过十二指肠镜进行,其碎石方法有:机械碎石、电气水压碎石、ND-YAG 激光碎石。

4.胆囊结石的体外冲击波碎石

体外冲击波碎石自 1985 年开始应用于临床,最初始于德国慕尼黑大学,现已有不少国家开始应用。最初的体外冲击波碎石装置由冲击波发生装置,超声波或 X 线装置、浴槽、脱气及给水装置及油压悬动台等。新一代的碎石装置已不必以水浴方式进行操作。体外冲击波碎石主要适用于以下几种情况:①无钙化的胆固醇结石;②单发结石或最多不超过 3 个的多发结石,最大直径不超过 3.0 cm;③当患者体位变化时,可见移动的结石;④胆囊功能较好,适合于服用溶石剂者;⑤无严重系统疾病又能耐受冲击波治疗者。患者在硬膜外或全身麻醉后先用 B 超捕捉结石,随后移动悬动台对好冲击波焦点,再次用 B 超或 X 线核对位置。发射冲击波约 1 800 次,治疗时间为 20~45 分钟,冲击波治疗后 2 小时可经口进食,次日生活可转为正常。

在冲击波治疗 1 周前开始口服溶石剂,每天 CDCA 及 UDCA 各 300 mg,一般需服用至碎石完全排净后 3 个月。

根据德国 Sackmann 的报告,97 例患者进行了 101 次冲击波碎石治疗,除 1 例外均取得了良好的碎石效果。碎石的排出还需要一定的时间:1 个月内排净者仅 30%,3 个月为 56%;6 个月为 75%。在碎石及排石的过程中患者可出现一定的反应,在 Sackmann 报告的病例中,有 36 例(37.1%)有偶发的腹痛,有一个患者并发了轻度胰腺炎。

经近 30 年的临床应用,体外碎石并未显示出早期报道的临床疗效。日本村田等人的报告表明,B 超 Ⅰa 型胆石消失率最高,可达 70%,Ⅰb 型为 38.9%,Ⅰc 型则仅为 15.4%。结石越大消失率越低,10~14 mm 结石的消失率为 83.3%,15~19 mm 者为 61.5%,20~24 mm 者为 35%,25~29 mm 者仅为 33.3%。

体外冲击波碎石为胆囊结石的治疗开辟了一条可能的新途径,但还必须正确地选择治疗适应证及进一步改进碎石及排石措施,否则也难取得满意的疗效。

(三)手术疗法

手术疗法是治疗胆石症十分重要的手段。由于我国胆石症在发病上的一些特点,如肝内胆管结石多、胆管狭窄多等,在胆石症的手术疗法上也积累了十分丰富的经验,治疗效果也不断提高。

手术时机:胆石症的手术时机,应根据胆道伴随病变的不同情况来选定。在可能的情况下,应尽量选择择期手术,避免急症手术。只是在胆道伴随有严重急性病变、难于用非手术疗法控制时,方考虑急症或早期手术,如胆囊结石伴有急性坏疽性胆囊炎,胆管结石并发急性梗阻性化脓性胆管炎等。

在有下列两种情况时,可考虑分期手术。

1.胆囊结石的分期手术

胆囊结石并发急性坏疽性胆囊炎,因患者周身情况较差或伴有其他重要器官并发症或因胆囊周围解剖关系不清,难于采用胆囊切除术时,可先行经皮肝胆囊穿刺引流术(PTGD)或胆囊造瘘术,待病情好转后(一般为术后3个月左右),进行第2次手术。

2.胆管结石的分期手术

在胆管结石合并急性梗阻性化脓性胆管炎(AOSC)或急性高位梗阻性化脓性胆管炎(AHOSC),以及布满胆管的肝内与肝外胆管结石(还常伴有胆管狭窄或肝叶的萎缩等)时,也很难采用1期手术予以解决。第1期手术通常要解决严重的感染或对肝脏影响较大的肝内梗阻问题,第2期手术再解决胆道的残余结石或建立新的胆肠引流。

第二节 胆 囊 癌

胆囊癌为胆系原发性恶性肿瘤中最常见的疾病,占全部胃肠道腺癌中的20%。其发病率占全部尸检中的0.5%,占胆囊手术的2%。主要发生在50岁以上的中老年人,发病率为5%~9%,而50岁以下发病率为0.3%~0.7%。女性多见,男女之比为1:3。胆囊癌的病因并不清楚,一般认为与胆囊结石引起的慢性感染所造成的长期刺激有关。本病属于中医学黄疸、胁痛、腹痛、积聚等范畴,其主要病因病机为肝气郁结,疏泄不利,脾气虚弱,水湿不化,致痰湿互结,湿热交蒸,瘀毒内阻,日久而形成。

一、诊断

(一)诊断要点

1.病史

上腹部疼痛不适或有胆囊结石、胆囊炎病史。

2.症状

主要表现为中上腹及右上腹疼痛不适,进行性加重,在后期可见持续性钝痛,腹痛可放射至右肩、背、胸等处。可有乏力、低热、食欲缺乏、嗳气、恶心、腹胀、体重减轻等,晚期可伴有恶病质表现。当癌肿侵犯十二指肠时可出现幽门梗阻症状。

3.体征

腹胀:50％以上有右上腹压痛。当胆囊管阻塞或癌肿转移至肝脏或邻近器官时,有时可在右上腹扣及坚硬肿块。

黄疸:晚期可见巩膜、皮肤黄染等。

4.并发症

急性胆囊炎:因癌肿阻塞胆囊管引起的继发感染。

阻塞性黄疸:约50％患者癌肿侵犯胆总管可引起阻塞性黄疸。

5.实验室检查

化验检查对早期诊断意义不大。口服胆囊造影剂85％以上不显影,仅1％～2％可有阳性征象,个别情况下X线平片发现"瓷胆囊",则有诊断意义。

(1)生化检查。①血常规:可呈白细胞计数增高,中性粒细胞增高,有些病例红细胞及血红蛋白下降。②血沉增快。③血生化计数:部分患者胆红素增高,胆固醇增高,碱性磷酸酶增高。④腹水常规可呈血性。

(2)影像学检查。①胆囊造影:可通过口服法,静脉法或逆行胰胆管造影或经皮肝穿胆管造影法显示胆囊。如胆囊显影,则呈现胆囊阴影不完整,腔内可有充盈缺损,或有结石阴影,对诊断有一定价值。②B超检查:诊断率50％～90％,可发现胆囊内有实质性光团、无身影,或胆囊壁有增厚和弥漫性不规则低回声区,有时能发现肝脏有转移病灶,B超是早期发现胆囊癌的较好方法。③CT检查:可显示胆囊有无肿大及占位性病变影。诊断准确率为70％～80％。④PET、PET-CT检查:适用于胆囊肿块良、恶性的鉴别诊断、分期、分级以及全身状况的评估;治疗前后疗效评估;为指导组织学定位诊断及选择正确的治疗方案提供可靠依据。

(3)纤维腹腔镜检查:可见胆囊表面高低不平,或有结石,浆膜失去正常光泽,胆囊肿大或周围粘连,肝门区可有转移淋巴结肿大,但因胆囊区不宜做活检,同时周围粘连往往观察不够满意。所以此方法有一定局限性。

(4)病理学检查:手术探察中标本经病理切片,或腹腔穿刺活检以进行病理学诊断,证实胆囊癌。经腹穿胆囊壁取活组织做细胞学检查,对胆囊癌诊断正确率为85％左右。

(二)鉴别诊断

本病需与慢性胆囊炎、胆囊结石鉴别。

胆囊癌早期表现不明显或表现为右上隐痛、食欲缺乏等,与慢性胆囊炎和胆囊结石相似,可通过B超、CT 检查明确诊断,必要时行腹腔镜检查、PET-CT 检查,均有助于诊断。

二、综合治疗

胆囊癌的治疗方法有手术、化疗、放疗、介入治疗等。对 Nevin Ⅰ、Ⅱ、Ⅲ、Ⅳ期的胆囊癌患者,手术是主要手段。即使是 Nevin Ⅴ期患者,只要没有腹水、低蛋白血症、凝血障碍和心、肺、肝、肾的严重器质性病变,也不应放弃手术探查的机会。

(一)手术治疗

1.纯胆囊切除术

纯胆囊切除术仅适用于术后病理报告胆囊壁癌灶局限于黏膜者或虽然累及肌层,但癌灶处于胆囊底、体部游离缘者。对位于胆囊颈、胆囊管的早期胆囊癌,或累及肌层而位于胆囊床部位者,应再次手术,将胆囊床上残留的胆囊壁、纤维脂肪组织清除,同时施行胆囊三角区和肝十二指肠韧带周围淋巴清除术。

2.根治性胆囊切除术

根治性胆囊切除术适用于 Nevin Ⅱ、Ⅲ期胆囊癌患者。切除范围包括:完整的胆囊切除;胆囊三角区和肝十二指肠韧带骨骼化清除;楔形切除胆囊床深度达 2 cm 的肝组织。

3.胆囊癌扩大根治性切除术

胆囊癌扩大根治性切除术适用于 Nevin Ⅴ期胆囊癌患者,手术方式视癌肿累及的脏器不同而异。

4.胆囊癌姑息性手术

为解除梗阻性黄疸,可切开肝外胆管,于左、右肝管内植入记忆合金胆管内支架,或术中穿刺胆管置管外引流。为解除十二指肠梗阻,可施行胃空肠吻合术。

(二)放疗

为防止和减少局部复发,一些欧美国家积极主张将放疗作为胆囊癌的辅助治疗。国内已有少数报道,认为术前放疗可略提高手术切除率,且不会增加组织脆性和术中出血,术中放疗具有定位准确,减少或避免正常组织器官受放射损伤的优点,该方法对不能切除的晚期患者有一定的疗效,放疗被认为是最有希望的辅助治疗手段,放、化疗结合使用不仅可以控制全身转移,且放疗疗效可因一些放射增敏剂,如 5-FU 的使用而改善。目前国内病例资料尚少,有待于不断地总结和积累经验。

日本学者高桥等对 14 例胆囊癌进行了总剂量为 30 Gy 的术前放疗,结果发现接受术前放疗者其手术切除率略高于对照组,且不会增加组织脆性和术中出血。术中放疗的优点是定位准确、减少邻近正常组织不必要的放射损伤。照射范围应包括手术切面、肝十二指肠韧带和可疑有残留癌组织的部位。外照射是胆囊癌放疗中最常用的方法。常在术后 13～39 天进行。仪器包括^{60}Co,45 兆电子回旋加速器、直线加速器和光子治疗。照射范围为肿瘤周围 2～3 cm 的区域,包括胆囊床、肝门至十二指肠乳头胆管、肝十二指肠乳韧带、胰腺后、腹腔干和肠系膜上动脉周围淋巴结。常用总剂量为 40～50 Gy,共 20～25 次,每周 5 次。

Todoroki 等对 85 例 IV 期者行扩大切除术(包括肝叶切除和肝脏胰腺十二指肠切除术),12 例术后无残留(turnor residue,RT$_0$),47 例镜下残留(RT$_1$),26 例肉眼残留(RT$_2$)。所有患者中有 9 例加外照射,1 例行近距放疗,37 例行术中放疗(平均剂量 21 Gy)。术中放疗的 37 例中有 9 例再加外照射。结果辅助性放疗组局部控制率比单纯手术组明显升高(59.1%:36.1%),总的 5 年生存率明显增加(8.9%:2.9%)。辅助性放疗对镜下残留(RT$_1$)组效果最好(5 年生存率为 17.2%,而单纯手术组为 0),对无残留组(RT$_0$)和肉眼残留组(RT$_2$)无明显效果。

(三)化疗

1.单药化疗

胆囊癌对多种传统的化疗药物均不敏感。如氟尿嘧啶(5-FU)、丝裂霉素(MMC)、卡莫司汀(BCNU)和顺铂(DDP)等单药疗效都比较低,尚无公认的好的化疗药物,而新一代细胞毒性化疗药的相继问世正在改变这一局面。

鉴于吉西他滨(GEM)与胰腺和胆管组织具有亲和性及多篇报道 GEM 治疗胆囊癌或胆管癌有效,已经开展了多项 II 期临床研究。一般采用常规剂量,即 800～1200 mg/m^2,静脉滴注 30 分钟,第 1、第 8、第 15 天,每 4 周重复;药物耐受性好,IV 度血液学毒性≤5%,非血液学毒性不常见,相当比例的有症状患者症状减轻和(或)体重增加。

临床前研究显示伊立替康(CPT-11)对胆系肿瘤具有活性。因此,Alberts

等设计了一项Ⅱ期临床试验,以评估其临床价值。总共 39 例患者入选,36 例可以评价,均经病理组织学或细胞学检查确诊为局部晚期或转移的胆管癌或胆囊癌。CPT-11 125 mg/m²,静脉滴注,每周 1 次,连续应用 4 周,间隔 2 周。结果:获得 CR 1 例,PR 2 例,ORR 8%。提示 CPT-11 单药对胆系肿瘤疗效欠佳。毒副反应发生率高,但无特殊和不可预期的毒副反应发生。

2.联合化疗

如上所述,Ⅱ期临床试验提示 GEM 单药对于胆系肿瘤安全有效,已经有报道 GEM 与 DDP、奥沙利铂(L-OHP)、多西他赛(DCT)、CPT-11、Cap、MMC 或 5-FU 静脉持续滴注等组成联合方案,可以提高疗效,尚需进行随机研究证实联合化疗在疗效和生存上的优势。常用方案有 GP 方案和 MF 方案。

(四)介入胆道引流术

胆囊癌胆囊切除术后出现的阻塞性黄疸是难以手术治疗的,因为往往已有肝门的侵犯。通过内窥镜括约肌切开术放置引流管和金属支架管于胆总管的狭窄处可缓解胆道阻塞的症状。PTCD方法也可缓解胆道阻塞的症状。施行肝内扩张胆管或胆总管与空肠吻合及做 U 管引流也是有效的减黄手术方法。

三、预防

(1)胆囊癌的病因尚不清楚,与胆囊癌发病相关的危险因素有油腻食物饮食、慢性胆囊炎、胆囊结石等,故应注意饮食,预防胆囊炎和胆囊结石。

(2)胆囊腺瘤、腺肌瘤、胰胆管连接异常、瓷性胆囊易伴发胆囊癌,故得此病的患者应积极治疗原发病。

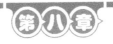

普通外科疾病的中医治疗

第一节 乳　漏

发生于乳房部或乳晕部的脓肿溃破后，久不收口而形成管道者，称为乳漏（瘘）。相当于西医的乳房或乳晕部窦道或瘘管。其特点是疮口脓水淋漓，可杂有乳汁或败絮样、脂质样物，溃口经久不愈。

一、病因、病机

（一）乳房部漏管

多因乳痈、乳发失治，脓出不畅；或切开不当，损伤乳络，乳汁从疮口溢出，以致长期流脓、溢乳而形成；或因乳痨溃后，身体虚弱，日久不愈所致。

（二）乳晕部漏管

多因乳头内缩凹陷，感染毒邪，或脂瘤染毒，局部结块化脓溃破后疮口久不愈合而成。

二、临床表现

（一）乳房部漏

有乳痈、乳发溃脓或切开病史，疮口经久不愈，常流乳汁或脓水，周围皮肤潮湿浸淫。若因乳痨溃破成漏，疮口多呈凹陷，周围皮肤紫暗，脓水清稀或夹有败絮样物质，或伴有潮热、盗汗、舌质红、脉细数等症。

（二）乳晕部漏

多发于非哺乳或非妊娠期的妇女。常伴有乳头内缩，并在乳晕部有结块，红肿疼痛,全身症状较轻。成脓溃破后脓液中兼有灰白色脂质样物,往往久不收口。若用球头银丝从疮孔中探查,银丝球头多可从乳窍中穿出。亦有愈合后在乳窍中仍有粉质外溢,带有臭气,或愈后疮口反复红肿疼痛而化脓者。

三、诊断与鉴别诊断

根据乳房或乳晕部有疮口脓水或乳汁淋漓,溃口经久不愈等特点可做出诊断。本病应首先明确由哪种疾病所致,并与粉刺性乳痈、乳衄、乳岩等鉴别。

四、治疗

治疗的关键是要辨别形成漏管的原因,并明确管道的走向及分支情况。以外治为主,内治为辅。乳痨所致的乳漏应配合抗结核药物治疗。

(一)内治

1.余毒未清证

乳房部或乳晕部漏,反复红肿疼痛,疮口常流乳汁或脓水,经久不愈,局部有僵肿结块,周围皮肤潮湿浸淫。舌质红,苔薄黄,脉滑数。

治法:清热解毒。

方药:银花甘草汤加减。

2.正虚毒恋证

疮口脓水淋漓或漏乳不止,疮面肉色不鲜;伴面色无华,神疲乏力,食欲缺乏。舌质淡红,苔薄,脉细。

治法:扶正托毒。

方药:托里消毒散加减。

3.阴虚痰热证

脓出稀薄,夹有败絮状物质,疮口久不愈合,疮周皮色暗红;伴潮热颧红,干咳痰红,形瘦食少。舌质红,苔少,脉细数。

治法:养阴清热。

方药:六味地黄汤合清骨散加减。

(二)外治

1.分期治疗

先用药线蘸八二丹或七三丹提脓祛腐,外敷红油膏。脓尽后改用生肌散、生肌玉红膏,必须使创面从基底部长起。

2.垫棉法

适用于疮口漏乳不止,或乳房部漏脓腐脱尽后。疮口愈合后应继续压迫

2周,以巩固疗效,防止复发。

3.切开疗法

适用于浅层漏管及药物外敷治疗失败者。乳晕部乳漏手术的关键是切开通向乳头孔的漏管或扩张的乳腺导管。切开后创面用药同"分期治疗"。

4.挂线疗法

适用于深层漏管,常配合切开疗法。

5.拖线疗法

适用于漏管单一又不宜切开或挂开。拖线必须待脓腐脱净后方能拆除,并加用垫棉法或绑缚法促使管腔闭合。

第二节 乳　疳

"乳疳"病名首见于明朝申斗垣《外科启玄》"有养螟蛉之子,为无乳,强与吮之,久而成疮,经年不愈,或腐去半截,似破莲蓬样,苦楚难忍,内中败肉不去,好肉不生,乃阳明胃中湿热而成,名曰乳疳"。相当于西医所说的乳头湿疹样癌。恶性程度较低,发展缓慢。症见乳头破溃肿烂,漫延周围;或疮面腐肉不去,肉芽不长,甚至破似莲蓬,疼痛难忍。

一、病因、病机

本病的病因病机为本虚标实,情志内伤导致肝郁脾虚,脾运化失司,水湿蕴结,痰浊内生,痰瘀互结。

二、诊断

单侧乳头乳晕部湿疹样改变,经久不愈,甚则乳头凹陷或糜烂腐蚀,或患侧乳头溢血溢液,或于乳房内可触及质硬之肿块。必要时可行局部脱落细胞学检查或溢液涂片细胞学检查及活组织病理检查明确诊断。

三、鉴别诊断

乳头、乳晕慢性湿疹,中医称为"乳头风",俗称乳癣。常常双侧对称性发生,病变区质软,边界不清,周围皮肤呈炎性征象,乳头不变形,乳房内无肿块,不接触刺激物后能自愈。

四、治疗

(一)内治

1.肝经湿热,挟风上蕴证

乳头、乳晕部皮损潮红,水疱、糜烂、流滋,边界清楚,上覆鳞屑或结痂,瘙痒伴胸闷纳呆,便或干或溏,小便黄赤。苔薄黄腻,脉濡细滑数。多见于早期。

治则:清肝泻火,祛风利湿。

方药:龙胆泻肝汤加减。瘙痒甚者,加徐长卿、白鲜皮、地肤子;皮损嫩红灼热者,加用生地、赤芍、丹皮。

2.脾胃虚弱,血虚风燥证

水疱、糜烂、溢液反复发作、长期不愈,表面皮肤肥厚、粗糙、脱屑,乳头皲裂,色素沉着,瘙痒剧烈、夜间加重,伴纳少便溏。舌淡苔薄,脉濡细。

治则:健脾利湿,养血祛风。

方药:七味白术散加减四物汤。瘙痒剧烈可加用白鲜皮、地骨皮、乌梢蛇等;皮肤粗糙肥厚可加用丹参、当归身。

3.毒邪蕴结证

心烦易怒,便干溲赤,乳房肿块增大,肿块处布满血丝,溃烂后渗流黄水甚至血水,疼痛剧烈。舌红苔薄黄,脉弦数。

治则:解毒攻毒,化瘀散结。

方药:清瘟败毒饮加减。疼痛剧烈者,加用乳香、没药;渗流黄水甚至血水者,加用生薏苡仁、紫草等。

4.气血两亏证

本病晚期,症见心悸气短,面色苍白,神疲乏力,不思饮食,消瘦,大便溏薄,小便清利,肿块增大进展,溃烂后渗流滋水稀薄,疼痛不剧烈。舌淡苔薄,脉沉细无力。

治则:益气养血,兼以解毒。

方药:香贝养营汤加减。

(二)外治

局部禁用针刺、艾灸及外敷腐蚀药,禁用中医切开法。流滋水不多者,可用三黄洗剂外搽或青黛散干扑,渗出滋水较多者,以 10%黄檗溶液外洗;糜烂、脓疱、结痂时,用黄连油或青黛散麻油调搽;乳头皲裂,皮肤粗糙脱屑、干燥作痒者,10%明矾溶液外洗。术后创面愈合欠佳者,予生肌散、白玉膏助其愈合。若恶性肿瘤侵犯皮肤发生溃破者,则予掺海浮散或九黄丹及红油膏或生肌玉红膏外敷。必要时行手术治疗。

第三节 肛 窦 炎

肛窦炎可以发生于任何年龄,但以青壮年为主,女性发病率高于男性。临床上肛窦炎以便不尽、坠胀、疼痛、瘙痒为主要表现。由于炎症的慢性刺激,还常伴肛乳头的炎症及增生肥大,二者常可互为因果,因此有人将其视为同一种疾病。

一、病因、病机

中医学认为本病的成因为饮食不节、过食肥甘厚味、辛辣醇酒,致湿热内生,下注肛肠;或大便干燥秘结、用力努挣,肛管损伤染毒,致局部经络阻塞、气血瘀滞;或中气不足、气虚下陷;或肺、肾阴虚,热邪郁积肛肠。

二、分 类

肛窦炎按照中医证候可以分为以下 4 型。

(一)湿热下注型

肛门有脓性分泌物,脓质稠厚,肛缘潮湿、瘙痒,肛内坠胀疼痛,局部灼热,便时疼痛加重,并可伴有里急后重感。小便短赤,大便臭秽,舌红苔黄腻,脉弦或滑。检查可见肛窦焮红。

(二)阴虚内热型

肛门坠胀隐痛,便时加重,可有分泌物自肛门溢出。五心烦热、盗汗,口干咽燥,大便干燥,舌红苔黄或少苔,脉细数。检查可见肛窦暗红。

(三)气滞血瘀型

肛门刺痛,便时尤甚。舌质紫暗,脉弦或涩。检查可见肛窦色紫暗或紫红。

(四)脾虚气陷型

肛门下坠不适,便时加重,便后有不尽感,面色少华,少气懒言,纳少便溏,舌淡胖,有齿痕,苔薄白,脉细弱。检查可见肛窦苍白色浅,可有脱肛。

三、治疗

(一)中医药辨证论治

适用于各类急、慢性肛窦炎的治疗,但应依据证型不同而选择不同的立法和方药。

1.湿热下注型

证见分泌物质地稠厚,肛内坠胀疼痛,肛管灼热,伴里急后重。小便短赤,大便臭秽,舌红苔黄腻,脉弦或滑。治宜清热利湿、活血止痛,方用龙胆泻肝汤内服加安氏熏洗剂坐浴或保留灌肠。

2.阴虚内热型

证见肛门下坠隐痛,五心烦热、盗汗、口干咽燥,大便干燥,舌红苔黄或少苔,脉细数。宜养阴清热、润肠通便,方用增液汤加减。

3.气滞血瘀型

证见肛门刺痛,舌质紫暗,脉弦或涩。治宜活血化瘀、理气止痛,方用复元活血汤内服加活血止痛散局部外敷。

4.脾虚气陷型

证见肛门下坠不适,便后有不尽感,面色少华,少气懒言,纳少便溏,舌淡胖,有齿痕,苔薄白,脉细弱。治宜补中益气、升阳举陷,方用补中益气汤。

(二)肛窦炎的手术治疗

常用肛窦切开引流术,适用于急性期肛窦内化脓或已形成隐性瘘管者。

操作方法:患者取侧卧位或截石位,常规消毒、局部麻醉。①肛门镜寻找到原发病灶。②用柔软的弯头探针自病变肛窦缓缓插入,并沿探针自内向外逐层切开。③修剪创缘使创口呈窄长梭形,刮除创面腐肉及感染的肛腺,如有肥大肛乳头一并切除,有出血者可在创缘两侧结扎止血。④加压包扎固定,术毕。

术后处理:正常饮食,便后清洗坐浴,常规换药。

第四节 直 肠 脱 垂

我国是世界上最早对本病进行记述的国家,首见于《五十二病方》,称其为"人州出";隋《诸病源候论·痢病诸候》将其命名为"脱肛",谓"脱肛者,肛门脱出也"。本病各年龄均可发病,多见于小儿、老人、经产妇及体弱的青壮年。在儿童,直肠脱垂是一种自限性疾病,大多可随年龄增长而逐渐自行恢复正常,成人发病者则多随发病时间的增加而逐渐加重。长期反复脱垂,可引起神经损伤并导致肛门失禁,还可能出现出血、水肿、绞窄坏死、皮肤湿疹等并发症,因此需积极治疗。

一、病因、病机

中医学中有关于直肠脱垂病因的论述颇多,总结各代医家的不同学说,可归纳为虚、实两端。

(一)虚证致病

(1)久痢而致大肠虚冷、脾虚气陷,如《诸病源候论·痢病诸候》云:"脱肛者,肛门脱出也,多因久痢后大肠虚冷所为",《景岳全书·脱肛》谓"有因久泻久痢脾肾气陷而脱出者"。

(2)肺脏虚寒,如《丹溪心法·脱肛》云:"肺与大肠相表里……肺脏虚寒,则肛门脱出。"

(3)纵欲过度、产育用力,如《医学入门·脱肛》云:"劳倦房欲过度及产育用力……具有此证,非虚如何?"

(4)小儿先天不足,后天失养,脾肾气虚或老人肾气不充。

(5)苦寒攻伐失当,损伤真元,关门不固。

(二)实证致病

实证多责之于湿热下坠,若饮食不节、恣食辛辣、肥甘厚味、饮酒无度等,可积湿酿热,湿热下坠,可发为脱肛。

二、分类

按照证候不同,直肠脱垂可分为以下 3 型。

(一)肾气不固

肛内肿物便时滑脱,肛门下坠,伴头昏耳鸣,神疲乏力、腰膝酸软、小便频数、夜尿多,舌淡苔白,脉沉弱。

(二)中气下陷

便时肛内肿物脱出,重者行走、咳嗽、下蹲时即可脱出,劳累后加重,伴有肛门坠胀,神疲乏力,食欲缺乏,气短声低。舌质淡胖,苔薄白,脉弱。

(三)湿热下注

肛内肿物脱出,色紫暗或深红,甚则表面部分溃破,糜烂,肛门坠痛,小便短赤,肛内指诊有灼热感。舌红,苔黄腻,脉弦数。

三、治疗

保守疗法可暂时缓解脱出、坠胀等不适,多用于不宜行注射或手术治疗的患者。另外小儿直肠脱垂有自限性,也应以保守治疗为主,而不需要注射或手术。

1.中药内治法

直肠脱垂的中医辨证分型包括肾气不固、中气下陷和湿热下注 3 种,用药须依证立法和选方。

(1)肾气不固:证见肛内肿物便时滑脱,肛门下坠,伴头昏耳鸣,神疲乏力、腰膝酸软、小便频数、夜尿多,舌淡苔白,脉沉弱。治宜健脾益气、补肾固脱,方用金匮肾气丸加黄芪、升麻。

(2)中气下陷:证见便时肛内肿物脱出,劳累后加重,伴有肛门坠胀,神疲乏力,食欲缺乏,气短声低。舌质淡胖,苔薄白,脉弱。治宜补中益气、升提固脱,方用补中益气汤。

(3)湿热下注:证见肛内肿物脱出,色紫暗或深红,甚则表面部分溃破,糜烂,肛门坠痛,小便短赤,肛内指诊有灼热感。舌红,苔黄腻,脉弦数。治宜清热利湿,方用《薛氏医案》升阳除湿汤。

2.中药外治法

包括坐浴、灌肠和药物外敷法。

(1)坐浴和灌肠:依据"酸可收敛、涩能固脱"的理论,药物多采用具有酸涩收敛功效的五倍子、乌梅、金樱子、石榴皮等,如有局部糜烂、灼热等湿热之象,可加苦参、马齿苋,如有脱肛不收、局部紫暗刺痛,可加红花或乳香、没药。

(2)外敷:可用枯矾、五倍子、石榴皮、冰片等共研细末,敷于脱出的黏膜上,然后将脱出部分回纳,外加纱布加压固定。

3.针灸和穴位注射法

适用于小儿直肠脱垂和部分成人Ⅰ度脱垂。针刺选用长强、百会、足三里、承山等穴,耳针选用直肠下端、神门、皮质下等穴;穴位注射法多采用维生素 B_{12} 注射于长强穴 3 次以上。针刺和注射可增强盆腔内肌肉和其他支持组织的紧张程度,加强对直肠的支撑和固定作用。

参考文献

[1] 钟锋.临床普通外科手术技术[M].北京:科学技术文献出版社,2019.

[2] 安东均.普通外科实践辑略[M].西安:陕西科学技术出版社,2019.

[3] 王国俊.现代普通外科临床新进展[M].长春:吉林科学技术出版社,2019.

[4] 高曰文.临床普通外科诊疗[M].北京:科学出版社,2020.

[5] 张节伟.实用临床普通外科疾病诊断与治疗[M].长春:吉林科学技术出版社,2019.

[6] 孙丕忠.普通外科诊疗实践[M].天津:天津科学技术出版社,2019.

[7] 王科学.实用普通外科临床诊治[M].北京:中国纺织出版社,2020.

[8] 任建军.胆胰外科常见术式优化操作经验与技巧[M].北京:人民卫生出版社,2020.

[9] 朱文新.现代普通外科诊疗技术[M].天津:天津科学技术出版社,2019.

[10] 安阿玥.现代中医肛肠病学[M].北京:中国医药科技出版社,2019.

[11] 卢丙刚.外科疾病临床诊疗与麻醉[M].北京:科学技术文献出版社,2020.

[12] 张涛.临床外科疾病诊断精要[M].北京:科学技术文献出版社,2020.

[13] 樊盛军.临床常见普通外科疾病诊治[M].北京:中国人口出版社,2019.

[14] 任晓斌.实用普外科疾病诊疗学[M].北京:中国纺织出版社,2019.

[15] 张武坤.普外科临床诊断与治疗精要[M].天津:天津科学技术出版社,2020.

[16] 赵炜煜.实用临床普通外科学[M].哈尔滨:黑龙江科学技术出版社,2020.

[17] 石岳.名老中医白祯祥乳腺疾病经验集萃[M].北京:科学技术文献出版社,2019.

[18] 张海洋.现代普通外科基础与临床[M].北京:科学技术文献出版社,2019.

[19] 鲍广建.现代临床普通外科诊疗精粹[M].上海:上海交通大学出版社,2019.

[20] 韩飞.普外科常见病的诊疗[M].南昌:江西科学技术出版社,2019.

［21］范明峰.新编肛肠外科疾病手术实践［M］.沈阳:沈阳出版社,2020.

［22］陈义范.历代名医诊疗经验汇粹［M］.长沙:湖南科学技术出版社,2020.

［23］王晋东.实用普通外科手术治疗学［M］.长春:吉林科学技术出版社,2019.

［24］王金保.普通外科手术技术与临床实践［M］.天津:天津科学技术出版社,2020.

［25］王钧.普通外科疾病手术学［M］.哈尔滨:黑龙江科学技术出版社,2020.

［26］于锡洋.现代临床普通外科治疗学［M］.上海:上海交通大学出版社,2019.

［27］柴春.普通外科疾病诊断与治疗策略［M］.哈尔滨:黑龙江科学技术出版社,2019.

［28］杜峰.新编临床实用普外科诊疗常规［M］.长春:吉林科学技术出版社,2020.

［29］刘钊.肝胆胰脾外科学［M］.哈尔滨:黑龙江科学技术出版社,2020.

［30］梁君峰.实用普通外科临床外科疾病诊治［M］.天津:天津科学技术出版社,2020.

［31］刘景德.普通外科疾病临床诊断与处理［M］.长春:吉林科学技术出版社,2019.

［32］朱坤福,祝蕾.中医外治疗法［M］.北京:中医古籍出版社,2019.

［33］陈少华.现代临床普通外科诊疗精粹［M］.北京:科学技术文献出版社,2019.

［34］周钦华.实用普通外科诊疗及手术技术［M］.天津:天津科学技术出版社,2019.

［35］贾小强.中医肛肠专科诊疗手册［M］.北京:人民卫生出版社,2020.

［36］么甲超.中药熏洗坐浴对肛肠外科手术后创面肿痛的疗效［J］.河南医学研究,2019,28(23):4326-4327.

［37］朱明玥,吕志刚.当代乳腺癌中医专家治疗乳腺癌术后并发症经验分析［J］.南京中医药大学学报,2020,36(6):888-891.

［38］李新新.某院普通外科手术部位感染及危险因素研究［J］.中国消毒学杂志,2019,36(5):365-367.

［39］赵玉沛,张太平.普通外科缝合技术的基本原则与缝合材料规范化使用［J］.中国实用外科杂志,2019,39(1):3-5.

［40］庄景义,韦薇,张涛.普外科患者切口感染病原菌分布与相关因素分析［J］.中国病原生物学杂志,2018,13(1):89-92＋95.